THE SECRET OF DETOX

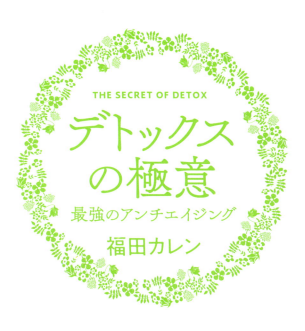

デトックスの極意

最強のアンチエイジング

福田カレン

ライトワーカー

はじめに　ノーベル賞を受賞したデトックスの仕組み

２０１６年度のノーベル医学・生理学賞の受賞者に、東京工業大学栄誉教授の大隅良典氏が選ばれました。大隅教授の研究テーマは「オートファジー」。オートファジーとは、細胞内のタンパク質を細胞自身が再利用する仕組みです。外部からの栄養が供給されなくなると細胞が飢餓状態になり、オートファジーの働きが活発になります。すると、老廃物や異常なタンパク質が分解される、つまり細胞が浄化されるというのです。

オートファジーが明らかにしたのは、デトックスの仕組みだと言い換えることができます。これまで科学的根拠はないとされ、西洋医学を学んだ医師たちには認められていなかったデトックスに、ノーベル賞という最高のスポットライトがあてられたといっても過言ではありません。

「食事による栄養の供給をストップする」といってまず思い浮かぶのが、「ファスティング」や「ジュースクレンズ」といった健康法です。

この本のテーマでもあるこうしたデトックス法は、オートファジーの仕組みの上に成り立っているということになります。毎日欠かさずコールドプレスジュースを飲み、夕方までのフルーツクレンズを日課にしている私にとって、自身の健康法がノーベル賞を受賞したかのように感じ、大興奮したのはいうまでもありません。

私は毎日のデトックスを習慣にしています。そのおかげか、48歳の現在も体脂肪率は15%前後を楽にキープできています。小学生の頃からずっと苦手科目は体育という運動オンチですから、エクササイズのためというより気分転換やリラックスが目的の散歩以外、運動らしい運動はしていません。

また44歳の時には美容雑誌『美ST』（光文社）にヌードが掲載され、ご覧いただいた方からは、とても健康的で若々しいと、たくさんのお褒めの言葉をいただきました。当時はパーソナルトレーナーさんについて軽い筋トレもしていましたから、体脂肪率は13%くらいだったと思います。

ノーベル賞を受賞したデトックスの仕組み

立派なアラフィフである現在も、日常的なデトックスのおかげか、自分の身体と良好な関係を築くことができていると感じます。

とはいえ、子供の頃から肉体を持っていることに違和感があり、30代にしてガンを宣告され、長い間砂糖中毒を克服できなかった私が、現在の食生活にたどり着くまでにはとても長い時間が必要でした。たくさんの本を読み、インターネットで情報を集め、アメリカとイギリスの教育機関で栄養の勉強もしてきました。

そうしてたどり着いたのが、現在の食生活です。私の食生活は欧米で200年以上の伝統を持つオルタナティブ栄養学「ナチュラルハイジーン」がベースになっています。ナチュラルハイジーンの教科書ともいえる『フィット・フォー・ライフ』（ハーヴィー・ダイヤモンド&マリリン・ダイヤモンド 著、松田麻美子 訳／グスコー出版）との出会いは、30代にして最低の健康状態にあった私にとって、人生の大きな転換点、まさに分水嶺《ぶんすいれい》となる出来事だったのです。

ナチュラルハイジーンとの出会いがきっかけで、〝フルータリアン〟（果食動物）の栄養学を学び、さらにジュースクレンズやファスティング（断食）の世界に足を踏み入れた私は、二度と後戻りできなくなりました。なぜならその食生活は、人間の生理機能に即しており、だからこそ苦もなく理想体重をキープすることができ、最強のアンチエイジング法であり、化粧品に頼らなくてもきめ細かい美しい肌を保つことができる。加えて、無類のフルーツ好きである私の心も身体も満たしてくれる、最高にハッピーな食事法だったからです。

ナチュラルハイジーンをベースにしたフルータリアンの食事法に、ジュースクレンズ、ファスティングというデトックス法を組み合わせた食事スタイルを実践するようになったのは、40歳を過ぎてからのことです。フルーツが大好きな私の味覚を満足させてくれただけでなく、20代前半の体重をとり戻し、さらに当時抱えていた体調不良をウソのように解消することができたのは、この食事法が持つ高いデトックス効果のおかげだと考えています。

この本には、これまで集めた情報の中から、一時的な流行ではない、人間の健康の本質をとらえていると感じることや、自分の身体を実験台にして試した食事法の中から自信をもっておすすめできることだけを詰め込みました。

ジュースクレンズやファスティングは、現在ではおしゃれなイメージがあるかもしれませんが、実は古くから行われていた伝統療法であり、現代を生きる私たちにも学べることがたくさんあります。とはいえ、ブームになっているものの、「食べない」健康法が広く社会に受け入れられているわけではありません。最先端の研究によって証明されたという出来事によって、シンプルかつ万能であるこのデトックス法がもっともっと認知されるよう願っています。

デトックスの極意　目次

第1章 人生を変えたデトックス

仕事の充実と中年太り

仕事のため5年ほど滞在したニューヨークから帰国したのは２００３年、33歳の時のことです。

インターネットの普及が本格化したタイミングとも重なり、経験のない私でもＩＴ業界の通訳・翻訳の仕事に就くことができた時代。思いきってその分野に飛びこんだ私は、これまでの10数年の間、外資系ＩＴ企業や大手金融機関で通翻訳者として経験を積むことができました。

特に忙しかったのはリーマンショック前、２００７年頃のことです。30代後半になっていた私は通翻訳者として多少の経験も積み、ＩＴが得意な通翻訳者として仕事のオファーが引きも切らず、キャリアビルディングにまい進する毎日を過ごしていました。ニューヨークでの5年間を、寄り道、もしくは失われた時間のように感じていた私は、その損失をどうにかして取り戻そうと必死になっていたのです。

都心で一人暮らしをし、男性ばかりの職場で残業や休日出勤、夜勤も率先して引き受ける仕事第一の生活を送っていましたから、自分の身体の変化に注意を払うことなど全くありませんでした。

生まれつき骨が細い私の服のサイズはそれまでずっと7号でしたが、何となく服がきつくなり、いつの間にか9号の服がちょうどよくなっていました。お店でお洋服を試着する時は必ず、「一番小さいサイズのも

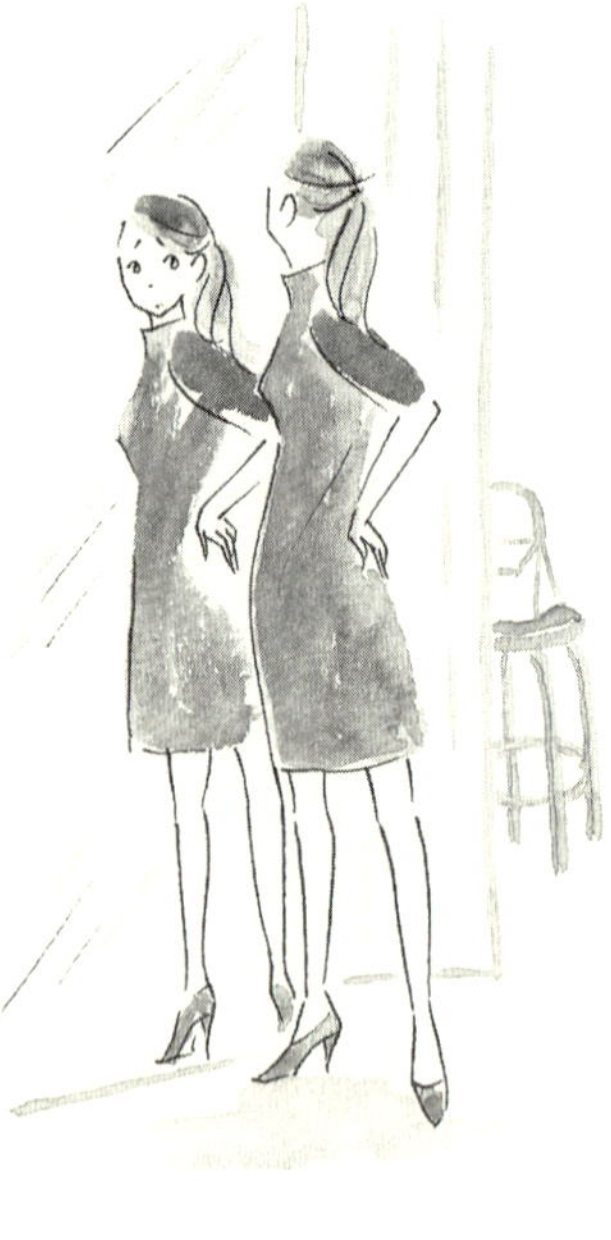

のを見せてください」と店員さんにお願いするのが当たり前だった私にとって、店頭に出ている普通サイズがぴったり身体に合うのは、ちょっとした屈辱でもありました。

また、ぱっと見て「かわいい」と思ったのに試着してみると全然似合わず、結局買うのをあきらめることが多くなり、ウエストが目立たない、がばっとしたデザインの服を好むようになったのもこの頃です。頭の中にある自分の体形と実際の体形の間にいつの間にかギャップが生まれ、以前の体形をイメージして「似合うかな」と思った服が、実際の体型にはフィットしないというのが現実になっていたのです。

体調不良のどん底

当時の私の食生活といえば、平日の食事は外食に頼りがち、休日に誰かと会うならホテルのレストランや有名店でランチ、また自宅の冷蔵庫にはデパ地下で買ったケーキやペイストリーが常に冷蔵庫に入っているという悪いお手本のようなものでした。

そうこうするうち、風邪のひき始めのようなだるさや寒気といった症状を感じることが増え、それと同時に頭やお腹、歯など、常にどこかが痛く、風邪薬と痛み止めが手放せなくなっていきました。

仕事は充実しているけれどとても疲れやすく、常に体調がすぐれず、休みの日は溜まった家事をどうにかこなし、あとはひたすら寝て体力を回復するだけという日々。スーパーで買い物をしたり、洗濯や掃除をして翌週の準備をするのが精いっぱいで、遠出をするような気力も体力もなく、ゴロゴロしていることしかできません。そうしないと、翌週を乗り切るだけの体力を回復することができなかったのです。

体型の変化という最初のサインを意識することなくやり過ごしてしまったため、身体が次なる手立てに出たのでしょう。今振り返ってみると、仕事の充実にそのほかのすべてが覆い隠されてしまい、プライベートな時間の充実や、自分の身体や心の手入れをするといった内面のケアに全く意識が向いていなかったことがわかります。

さらに、当時大好きだった男性との関係がうまくいかなくなると、精神的に不安定になり、心療内科を受診して精神安定剤や催眠導入剤をもらうようにもなっていました。

子宮頸がんと子宮筋腫が同時に見つかった30代後半

健康診断を受けたのは、ちょうどその頃のことです。体調がとても悪かったことと、若い頃から婦人科系に自信のなかった私は、オプションで子宮頸がんの検査を受けてみることにしたのです。

結果はなんと、浸潤が進行した「Ⅰb」というステージ。30代で「ガン」と診断されてしまったのです。

命にかかわるようなガンではないとはいえ、やはりショックでした。「年齢が若いこともあり、放っておくと進行してしまう可能性がある。早々に治療を開始すべき」とする医師の言葉に盲目的に従った私に待っていたのは、その後2年にわたる病院通いでした。

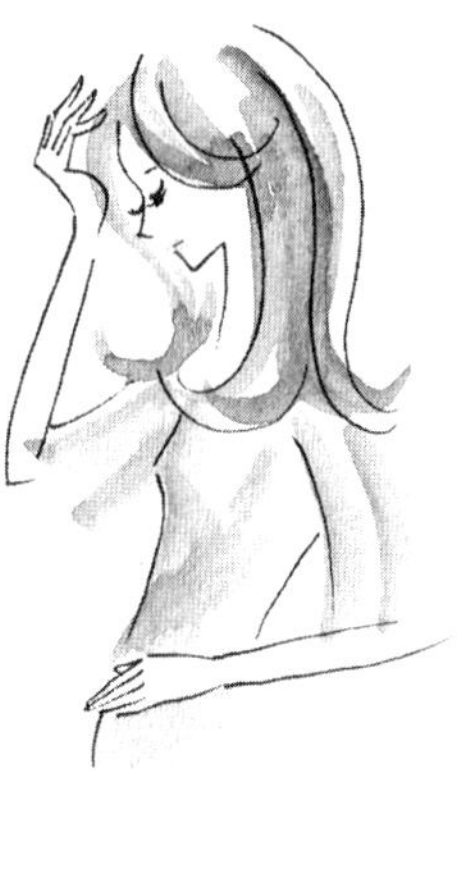

検査の過程で数えきれないほどたくさんの子宮筋腫があることもわかり、まずは子宮頸がんの手術をすませ、その後子宮筋腫の手術をするという治療方針がたてられたのです。

悔やまれるのは、当時の私には代替医療の知識がなかったため、医師が提案した治療法がすべてだと思い込んでしまったことです。もし治療のオプションはほかにもあると知っていたら、リハビリが必要な開腹手術などせずにすんでいたかもしれません。また悪い部分を物理的にとり除いたとしても、その後の生活習慣を変えなければ再発の可能性もあったのです。

医師の勧めとはいえ、自分で選択したことですから仕方ありませんが、疑問や後悔の残る経験となりました。

人間の本質に迫る食事法

度重なる検査と検査結果待ち、専門クリニックから大学病院への転院、検査のやり直し、治療法の検討、混雑する大学病院での予約待ち……。すべての治療が終わり病院通いから解放されるまで、2年という月日が流れました。

子宮頸がんと子宮筋腫がなくなり、やっと終わったという安心感と解放感を味わうことができたものの、中年太りは相変わらず。体調不良が改善したわけでもありませんでした。

とはいえ手術を終え前向きな気持ちになっていたからでしょうか、これまでとは違う考え方がどこからともなくやってきたのです。

「人生はまだ半分残っている。これから何十年も、痛みや疲労感と一緒に生きていくなんて耐えられない。20代の頃の体重をとり戻すことができて、絶対にリバウンドせず、本物の健康を手に入れることのできる、人間の本質に迫るような決定的な食生活がどこかにあるのではないか。あるとしたら、それはどんな食生活なのか」

祈りにも似た私のこんな思いは、やがて不思議な巡り合わせで聞き届けられることになります。

胎内記憶と肉体感覚

『かみさまとのやくそく』（監督　荻久保則男）という胎内記憶を扱ったドキュメンタリー映画をご覧になった方もいらっしゃると思いますが、実は私も生まれる前の記憶があります。といっても、穏やかな安心感に満ちた明るい世界に漂っていたという感覚だけなのですが、問題は物心ついた頃からずっと「一刻も早く、生まれる前にいたあの場所に還りたい」と思い続けていたことです。

幼稚園生の頃にはすでに「この世界は自分がいるべき場所ではない」というはっきりとした違和感があったことを記憶していますし、毎朝目が覚めるたびに「あーあ、また戻ってきちゃった」と落胆していたくらいですから、人生に対する期待感などありませんでした。

なぜここでこんな話をするかというと、「人間の本質に迫るような、決定的な食生活」を求める気持ちは、このような個人的な感覚と深い関係があると思っているからです。

実は、人生の後半戦に入った今でも、肉体という重荷から早く解放されたいという感覚から抜け出せずにいる私は、死に対してとてもポジティブなイメージがあり、早くその日が来ないかと心待ちにしているくらいです。暑かったり寒かったり痛みがあったり、食べ過ぎれば胃がもたれたりするこの肉体は、私が自分なりに「本来の自分」だと思う内面感覚とはかけ離れているからです。

しかしだからこそ、肉体を持っていることによって生じるさまざまな感覚を意識的に扱うことができ、食べものが持つエネルギーや体内に入ってきた時の感覚、体内のシステムに与える影響を敏感に感じられる身体を持っていると思うのです。

物質の身体を持たないのが本来の自分だという感覚と、重たい肉体の感覚とのギャップを埋めるためには、身体をできるだけ軽く、エネルギーに溢れた状態に保つことが必要です。

若い頃は体力にまかせ、違和感と正面から向き合うことなく力ずくでねじふせるような乱暴な生活を送っていました。その結果、現実化したのが、病気や手術という出来事です。しかし不運とも思えるこうした出来事があったからこそ、肉体との関係を結び直し、常につきまとう違和感と折り合いをつけ、神さまに「もういいよ」と言ってもらえるまで肉体を預かる覚悟ができるようになったことを考えれば、病気はまたとない学びの機会だったということができます。

ナチュラルハイジーンとの二度目の出会い

このような心境の変化が、新たな可能性を運んできてくれたのかもしれません。2年のうちに二度の手術を受け、その後も体調不良に悩んでいた私に、ヨガのインストラクターをしているベジタリアンの友人が、松田麻美子先生の翻訳による『フィット・フォー・ライフ』をプレゼントしてくれたのです。

今思うと、ナチュラルハイジーンの教えに触れたのはこの時が初めてではありません。ニューヨークに住んでいた頃、英語の勉強のためにもよく読んでいたファッション誌や美容誌に登場するスーパーモデルたちが、美と健康を保ち、体重をコントロールするためにちょっと変わった食生活をしていることに興味を持っていたのです。彼女たちが実践していた食事法こそ、ナチュラルハイジーンの理論をベースにしたものです。

当時、ハリウッド女優より注目されていたスーパーモデルたちの朝食は、全くとらないか、ごく軽いジュースやフルーツのみ。ランチには必ずサラダを食べ、スナックはフルーツやナッツ、夕食も野菜が中心という、全体的に軽く、フルーツや野菜をふんだんに摂る食事法でした。

お米やパンなどの穀物を食べることが食事、つまり「ごはんを食べる」ことだと思っていた私にとって、このような食生活は衝撃的であると同時に、クリーンかつ生き生きとした光に溢れたものという直感がありました。

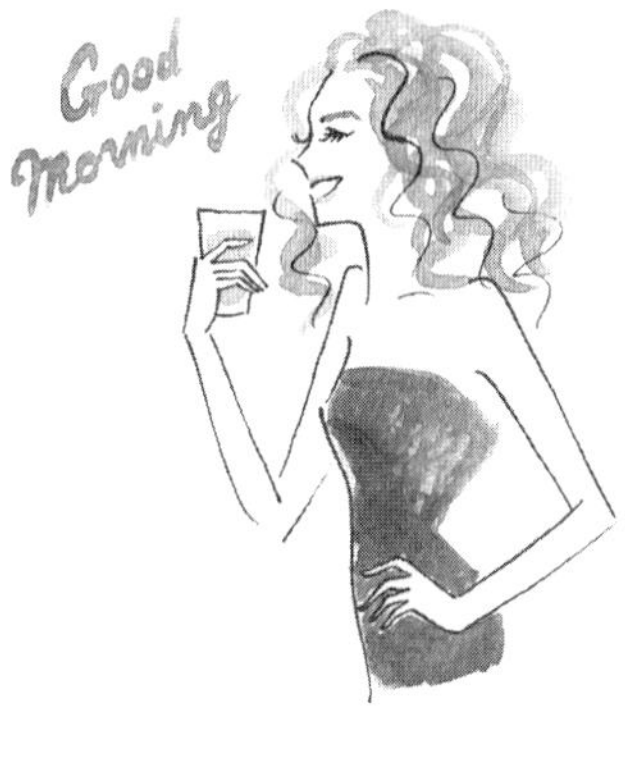

私が住んでいたマンハッタンのイーストヴィレッジは、当時からベジタリアンやヴィーガンが多く、オーガニック・ストアやヘルシーフード・ストアが何軒もありましたし、老舗のマクロビオティック・レストランもありました。ヴィーガンのバレリーナであるルームメイトのストイックな食生活に憧れた私は、まず肉や魚を食べるのをやめ、次に卵をやめ、それからチーズやバターをやめ……と、少しずつヴィーガンの食生活に近づいていきました。

ローフードに出会ったのもその頃。２０００年頃のことですから、今から20年近く前になります。

今でこそロースイーツは、罪悪感なく食べられ美容にもよい女性の味方として社会の認知を得ていますが、ナッツや豆を浸水して発芽させたり、スプラウトをキッチンで栽培したり、何より加熱せずに調理するローフードに、異次元からやってきたもののような衝撃を感じたことを覚えています。

見よう見まねでローフードに挑戦してみたものの、当時はその背景にナチュラルハイジーンというオルタナティブ栄養学があることにも気づかず、理論もわからないため継続できませんでした。スーパーモデルたちのちょっと不思議な食事法が、ナチュラルハイジーンに基づいていることにも気づけなかったのです。

ファスティングで神秘体験

40代に入り、書籍『フィット・フォー・ライフ』を通じてナチュラルハイジーンと二度目の出会いを果たし、その理論に触れることがようやくできた時、「これは本物だ。私が求めていた人間の本質に迫る食事法かもしれない」という直感がありました。すぐに本格的に勉強することを決めた私は、翻訳者の松田麻美子先生が学位を取得なさったのと同じアメリカの大学で、ナチュラルハイジーンの勉強を始めたのです。

ナチュラルハイジーンを学ぶにつれ、私が探していたのはこれだという確信は深まっていきました。理論のすべてがデトックス法ともいえるナチュラルハイジーンは、究極のデトックス法であるファスティングに重点をおいています。

「何も食べない」という極限状態を経験することによって、食生活を切り替える覚悟ができるのではないかと考えた私は、早速ファスティング施設に1週間滞在することにしたのです。

日本でファスティングというと、酵素ドリンクを飲み、糖質を摂取しながら行う酵素ファスティングや、軽い食事をする半断食（減食）が一般的ですが、ナチュラルハイジーンのファスティングは水だけを飲み、一切の栄養素を摂取しない「ウォーターファスティング」（水断食、本断食）です。

圧倒されるほどの量の食べものに囲まれ、食べたいだけいくらでも食べることができる私たちにとって、食べずにいることほどの極限体験はほかにありません。それまで深く考えることのなかった食との関係について改めて考えるきっかけとなったファスティングは、私に第二の人生を与えてくれたといっても過言ではありません。

ところで、毒素が溜まっている人ほど、ファスティングによるデトックス症状（好転反応）が強く出るといわれています。私の場合、最初のファスティングで何も食べずに過ごした4日間ずっと、インフルエンザで高熱が出ているような症状――割れるように頭が痛く、節々が痛み悪寒がし、臭いのきつい汗をかき、

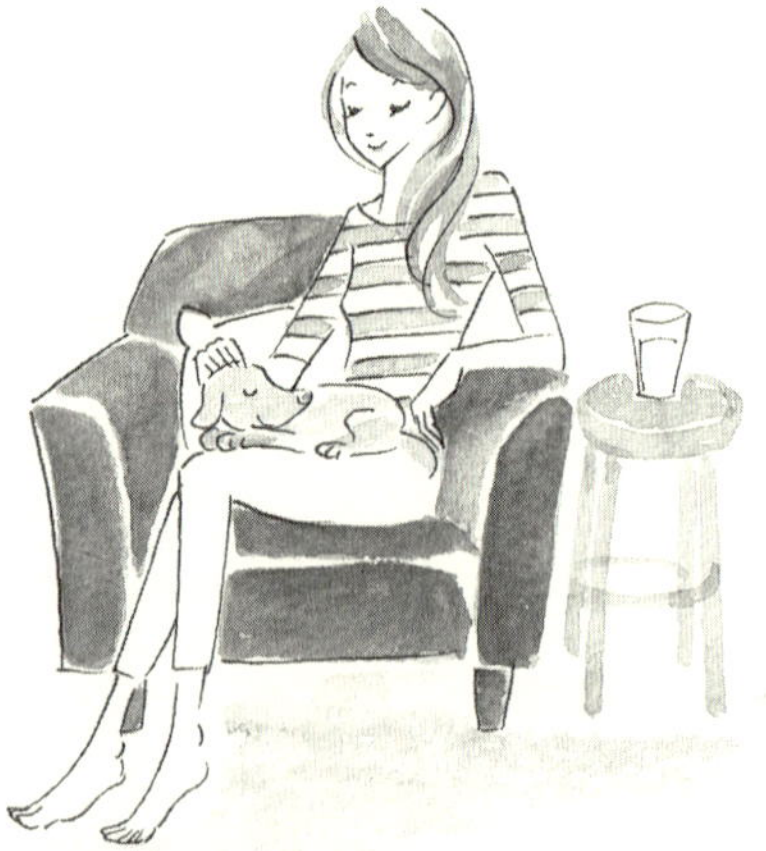

ベッドから起き上がるのがやっと――が続きました。

回復食を摂りはじめるとデトックス症状はおさまっていき、今度はなんとも言えない恍惚感がありました。デトックス・ハイとでもいうのでしょうか、視界が明るくクリアになり耳がよく聴こえるなど、五感が鋭くなった（というより元の状態に戻った）のです。

あるべき状態に戻ったのは五感だけではありませんでした。

ファスティング施設は山の中にありましたから、空気はきれいで酸素が濃く、聴こえる音といえば風に揺れる木々のざわめきや鳥の声だけです。

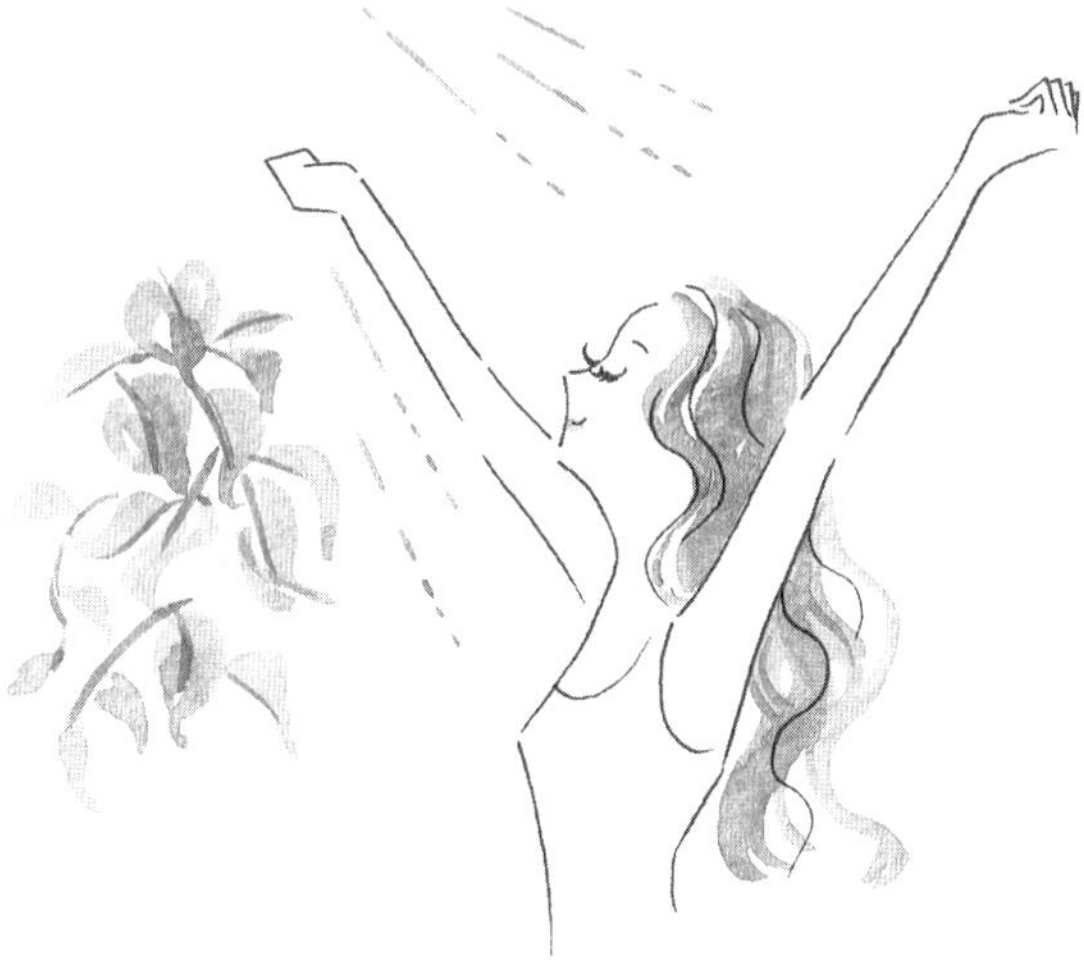

デトックス症状による身体のだるさはすぐに回復せず、施設の周りをゆっくり散歩していた時のこと、いわゆる覚醒体験がやってきたのです。

サマーディ（三昧）

「この世界に存在するものはすべてつながっている。樹も虫も人間も、地球という生態系を構成する一員である。地球はもちろん、太陽系も銀河系も、宇宙全体が意識を持っており、ひとつの生命体である」

仏教でいう「サマーディ」（注 精神が集中し深まりきった状態。超越意識状態。瞑想を極めることで至る状態といわれる）の第一段階なのでしょうか。意識が身体やその周囲から拡大し、地球、宇宙という広大な編み目の一部である自分を感じたのです。

また夜中にふと目を覚ますと、身体の周りに見えるエーテル体（注 目には見えないエネルギー場であり、肉体のすぐ外側にある第1層のオーラ。肉体と同じ形をしており、肉体と一番近い周波数をもつ）がはっきり見えました。子供の頃は何の不思議も感じず当たり前だった感覚が、ファスティングによって再び呼び覚まされたようでした。

「食べない」という究極の体験をし、日常生活にデトックスをとり入れるようになった私の知覚の幅は、その後も少しずつ広がっていきました。地球に初めてやって来た時のことや、地球での転生を始める前の記憶もとり戻すようになり、なぜ重たい肉体を持って地球に生まれることを選択したのか、その理由まで知覚することができるようになったのです。

第2章

人間はフルータリアン（果食動物）である

子供のフルーツ好きは本能的なもの

子供の頃は誰でも、親が用意してくれる食事に疑問を持つこともなく、ただ与えられるままに何でも食べるものです。

私もそんな子供時代を過ごしましたが、よくよく思い返してみると、幼い頃からずっと甘いものが好きだったことがわかります。甘いものといっても甘いお菓子ではなく、甘いフルーツが大好きだったのです。

今でもよく覚えているのは、熱を出した時などに母から何か食べたいものはあるかと聞かれると、必ずイチゴやメロンなどのフルーツをリクエストしていたことです。水分が多くて甘く、弱った消化器官に負担をかけずに栄養素を吸収することのできるフルーツは、熱を出して消耗している身体にとって、これ以上ない栄養源だということが、今ははっきりとわかります。

子供とフルーツといえば、スーパーで一緒に買い物をしているお母さんと子供の、こんな会話をしている場面に遭遇したことはないでしょうか。

子供　「ママー、こっちにイチゴあるよ。イチゴ買おうよ！」
ママ　「うーん、イチゴねえ……。高いんだもん。ジュース買ってあげるから、ジュースにしなさい」

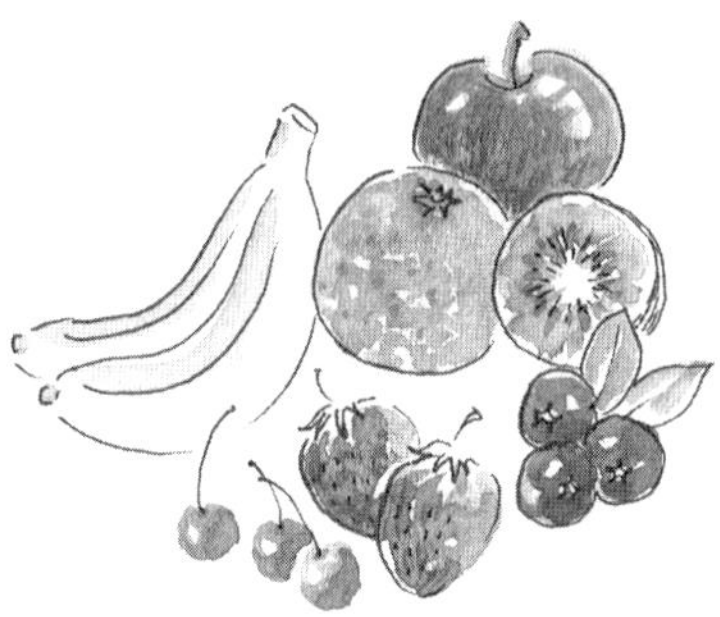

本能に勝る赤ちゃんや子供は、自分の身体に必要な食べものを直感的に理解しています。フルーツを買おうという子供は、フルーツの鮮やかな色合いや甘い香りに誘われ、フルー

ツが自分の健康をサポートしてくれることを本能的に察知しているのだと思います。

一方のお母さんはというと、フルーツではお腹の足しにならないことや価格を気にして、同じ間食なら満腹感を得やすいお菓子を食べさせようと考えるのではないでしょうか。

「人間はフルータリアンである」とするダグラス・グラハム博士は、著書『*The 80/10/10 Diet*』（FoodnSport Press／邦訳未刊）の中でこう述べています。

人間がフルータリアンであることは簡単に証明できる。
幼い子供の目の前にバナナと米と肉を用意し、どれを手に取って遊ぶか観察すればよい。

子供を持ったことのない私でも、ほとんどの子供は自然にバナナを選ぶということは容易に想像がつきます。バナナの黄色は子供が好みそうな色であること、甘い香りがすること、米や生の肉に比べつかみやすい形と大きさであることがその理由です。

バナナを手にとって遊ぶうちに皮をとり除く方法をみつけた子供は、甘い香りにつられて果肉を口に運ぶことでしょう。バナナならそのまま口に入れても問題ありません。

フルーツが人間の主食だという考え方はまだまだ一般的ではありませんが、骨格、歩行の方法、歯の形や本数、あごの形や動き方、消化酵素の種類や分泌量、胃酸のペーハー、腸の長さや機能なども、人間の主食はフルーツであることを物語っています。

フルーツの効能に気づかせてくれたフルーツクレンズ

人間はフルータリアンであると考えるようになったのは、ナチュラルハイジーンの勉強をしていた頃に出会った、フルータリアン栄養学がきっかけです。

ダグラス・グラハム博士の『*The 80/10/10 Diet*』は、フルータリアン栄養学のバイブルとでもいうべき書物で、単位を取得するため私もこの本を教科書に勉強しました。

子供の頃からフルーツが大好きだった私は、「人間の主食はフルーツである」とするグラハム博士の理論のとりこになり、これなら私もできるかもしれないと考え、フルーツだけを食べるフルーツクレンズを試してみることにしたのです。

フルーツクレンズとは、人間の身体と非常に相性のよいフルーツだけを食べることによるデトックス法です。後ほど詳しくお話ししますが、フルーツは、肉体、精神、心にバランスをもたらすことによって、人間という多面的で多層的な存在に調和をもたらしてくれる食べものです。そのフルーツだけを一定期間食べ、他のものは食べずにいると、身体本来の機能が回復し、さまざまな健康効果を得ることができるのです。

ウォーターファスティングで全く何も食べないという極限を経験済みだった私にとって、フルーツだけとはいえ食べることのできるデトックスは、ずっと気楽に臨めるものでした。たった2日間、それも食べたいだけ食べながらのクレンズでしたが、ふだん通りの生活ができること、かつ身体が軽く明らかに体調がよいこと、クレンズが終わった後も食欲を抑える効果が持続することなど、いいことずくめのように思えました。また、フルーツのおいしさだけでなくその機能の高さ、人間の身体との相性のよさに開眼したのです。

フルーツのデトックス効果

糖分が多いから太る、血糖値を上げてしまう、身体を冷やすなど、誤解の多いフルーツですが、実は非常にデトックス効果の高い食品であることをここでご紹介したいと思います。

まず、フルーツには「ペクチン」という水溶性の繊維質が多く含まれています。水分を含むと膨らむペクチンは腸の中の老廃物を吸着してくれますし、便の水分量を保って排泄しやすくすること、腸の運動を活発にすることから便秘を防ぎます。またリンゴを食べた人の腸内では、悪玉菌が減るという調査結果もあります。

生のフルーツは繊維質が立体的なためカサがあり、満腹感を得やすいことから、食べる量を減らせるという特徴があります。加熱して食べる野菜にはこのような効果はありません。

便秘を防いでくれるフルーツは美肌の味方でもあります。抗酸化力が高いため、皮膚の新陳代謝を活発にしてシミやソバカスを防いだり、コラーゲンの形成を促進し肌の弾力性を保ってくれることから、シワやた

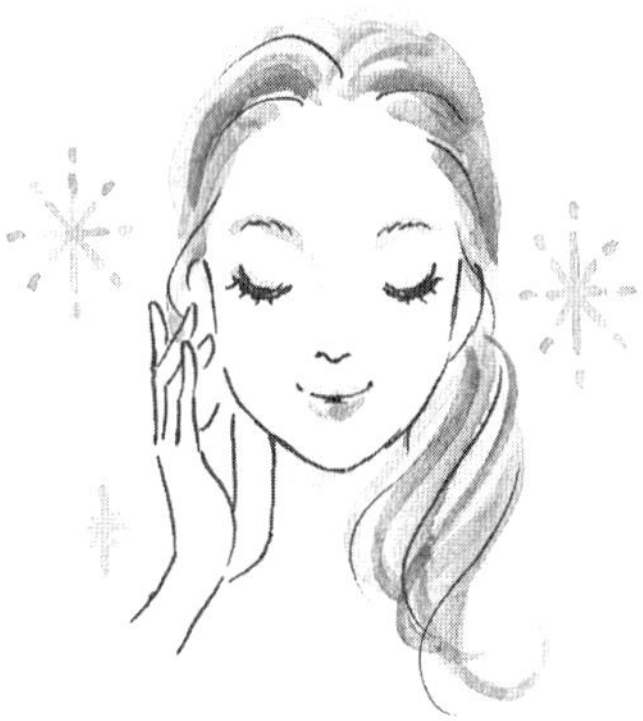

るみを防止する効果もあります。抗酸化作用を発揮するのは「ファイトケミカル」と呼ばれる色の成分です。黄色やオレンジ、赤や緑など、彩り豊かなフルーツはファイトケミカルが豊富です。

フルーツは身体を冷やすと考え、好きだけれどあまり食べないようにしているという方にお会いしたことがありますが、実はフルーツには冷え性を改善する効果があります。冷え性の原因は冷たいものを食べることではなく、血行が悪くなることです。血行には自律神経が関係しており、自律神経の働きを悪くするのはストレスやビタミン類不足です。第4章で詳しくお話ししますが、毛細血管の機能を保ち、血流を増やすことには高いアンチエイジング効果があります。

フルーツは糖質が多く太るという根強いイメージがありますが、フルーツに多く含まれる糖（果糖）は未精製なため、身体に吸収されるスピードはゆっくりです。つまり果糖はＧＩ値が低いのです。ＧＩが低いということは血糖値の上がり方も緩慢で、インスリンが急激に分泌されることもありません。

逆に、精製された純粋な糖（白米やパン、うどん、ドーナッツやケーキなど）は分解されるスピードが速く、血糖値を急上昇させてしまいます。砂糖ですら、精製された穀物より血糖値を上げる作用は緩やかなのです。

ここ数年、日本でもブームになっている低糖質ダイエットでは、すべての糖質を一律に制限しているようですが、人間本来の食性を考慮しない食事法には疑問を感じています。

フルータリアンの栄養学

次に、フルータリアン栄養学について、簡単にご紹介しておきたいと思います。

ナチュラルハイジーンから枝分かれしたフルータリアンの理論「The 80/10/10 Diet」は、炭水化物：タンパク質：脂質の摂取割合を「8：1：1」とすることが人間の生理機能にもっとも適しているとしています。

また8割の炭水化物を穀物からではなく、フルーツや野菜に含まれる炭水化物から摂取するのが理想的であるという点が、最大の特徴です。

ここで気をつけたいのは、8：1：1の割合を、重さでなくカロリーで計算することです。

たとえば、1ℓの水に1㎎の油を混ぜた飲み物があるとします。この飲みものに含まれる脂質の割合を重さベースで計算すると0・1％ですが、カロリーベースで計算すれば100％ということになります。炭水化物、タンパク質の倍以上のカロリーをもつ脂質はたとえ少量でも高カロリーですから、それを全体の1割におさめるという8：1：1の食事法は、高炭水化物、超低脂肪の食事法なのです。

ダグラス・グラハム博士だけでなく、コーネル大学栄養学名誉教授にして、全世界で100万部を売り上げた書籍『葬られた「第二のマクガバン報告」』（T・コリン・キャンベル＆トーマス・M・キャンベル 著、松田麻美子 訳／グスコー出版）の著者であ

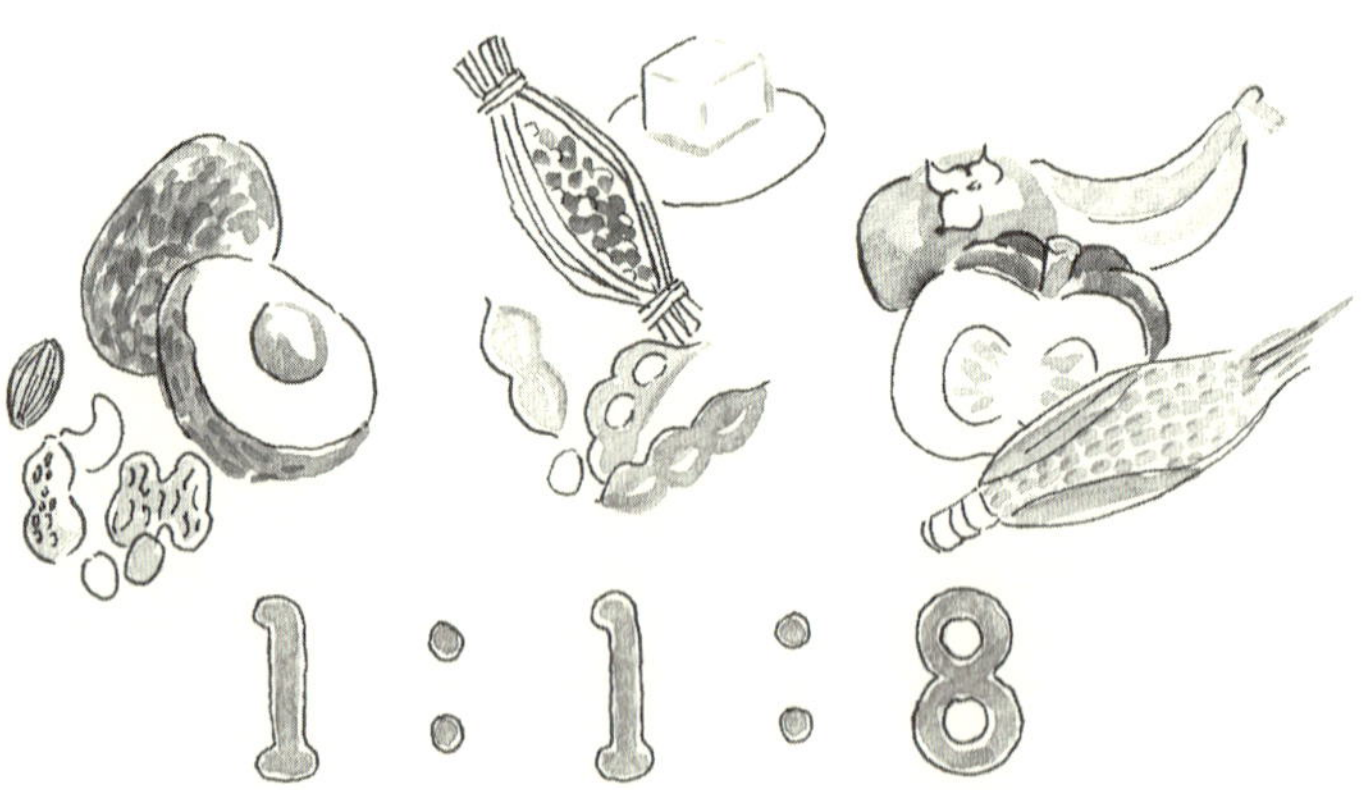

るコリン・キャンベル博士もまた、炭水化物、タンパク質、脂質の摂取割合は8：1：1が理想的としています。

伝統的な日本食をはじめ、パキスタンのフンザ渓谷やエクアドルのビルカバンバ、グルジア共和国のアブハジアといった世界的に長寿の郷として知られる地域の人々は、伝統的な食事法である高炭水化物、低脂肪の食生活を今でも維持していることからも、低脂肪食の健康効果が伺えます。

PCFバランス

みなさんもご存知のとおり、ここ数年大流行しているのが低糖質ダイエット（高タンパク、高脂肪ダイエット）です。この流行も手伝って、自然な形の脂質は健康に資するという研究結果も続々と発表され、「脂質＝健康の敵」という構図はすっかり塗り替えられた感があります。

そこでアメリカで議論になっているのが、ＰＣＦバランス、つまりプロテイン（タンパク質）、カーボハイドレイト（炭水化物）、ファット（脂質）の適切なバランスは、結局のところどのくらいの数値なのか、ということです（８１１はＰＣＦではなくＣＰＦの順番）。もちろんこれまでの定説より、タンパク質と脂質の値が多めにシフトしていることはいうまでもありません。

私自身、この点については現在も研究を続けていますが、万人にとって適切な値というのは存在せず、性別や体型、仕事内容、また消化液の分泌の傾向などによっても、ちょうどよい割合は異なるのではないかと考えています。

しかし、少なくともデトックス中は超低脂肪を心がけるべきだと考えています。そして、フルーツは、そのままで高炭水化物・超低脂肪の食品なのです。

以前８：１：１のバランスをきっちり計算して何日か食事をしたことがあるのですが、ふだんどれだけ贅沢な食事をしているか思い知らされると同時に、朝の目覚めがとてもよく、胃の不快感もありませんし、身体が軽く感じました。みなさん

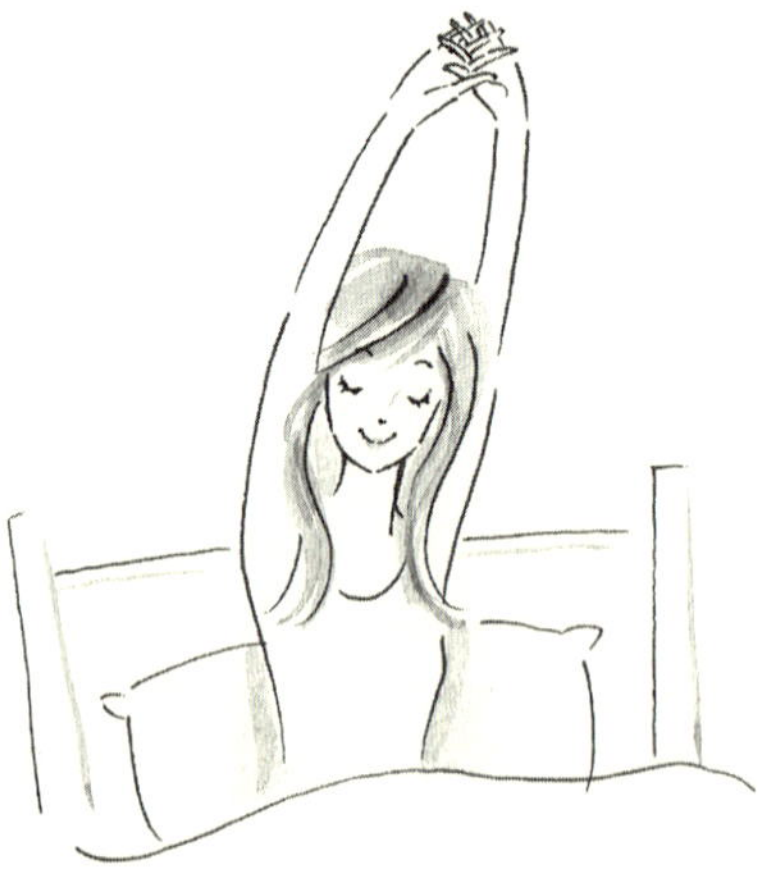

にも、このような爽快感をぜひ味わっていただきたいと思っています。

フルーツと人間は共生している

フルーツはなぜこれほど私たちの健康をサポートしてくれるのでしょう。そのもっとも根本的な理由は、フルーツと人間は生物学的にも相思相愛だからだと考えています。

植物と動物では、自分の意志で移動できるかどうかが大きく異なっています。移動することのできない植物が生き残るには、種を遠くまで蒔き散らすことでリスクを分散しなければなりません。それを可能にしてくれるのが、人間をはじめとする動物です。

フルーツには美しい色があり、森の中でもよく目立ちます。よい香りがし、食べると甘くておいしく、特に霊長類にとってまたとないごちそうです。

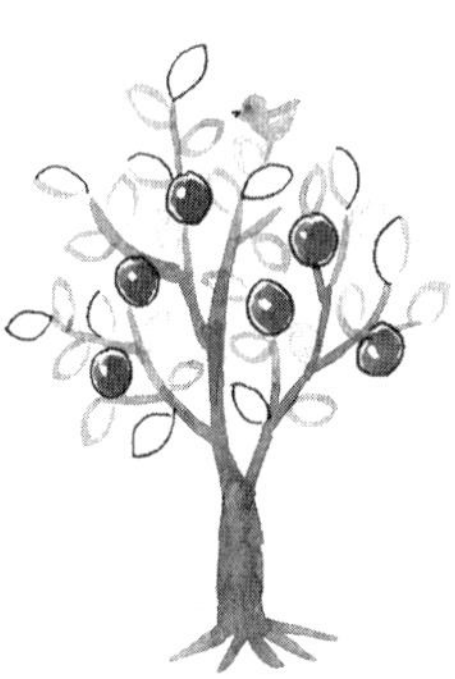

フルーツを食べた霊長類は、糞という養分に包まれた種を別の場所に運びます。美しく色づくことも、甘い香りを漂わせるのも、私たちの注意をひき食べてもらおうとする植物の戦略なのです。

野菜、特にニンジンや大根などの根菜は植物の根ですから、それを食べれば植物の命は終わりです。ホウレンソウもキャベツも、葉を収穫すればその植物は生きていられません。しかし、果実を食べて樹の命が終わってしまうことはありません。イチゴやトマトも本来は多年草です。

このような理由から、「一切の命を奪わない」という信念を体現する宗教家にとっても、フルーツは矛盾なく食べることのできる唯一の食べものです。マハトマ・ガンジーは、フルーツだけの食生活を何年も続けたといわれています。

地球という生態系において、フルーツは人間を必要とし、人間もまたフルーツを必要としています。このように両者にとって利益のある関係を、「共生」といいます。

生態系がデザインした食生活は病気をよせつけない

あまり知られていませんが、フルーツのカロリーのうち97~98%は炭水化物(残りはタンパク質と脂質)です。

一般的に主食だと考えられているお米の炭水化物はカロリーの90%ですから、フルーツは非常に優れた炭水化物源ということになります。身体や脳にとって主要な栄養素は糖質、つまり炭水化物ですから、カロリーのほぼすべてが炭水化物であるフルーツが、糖質を主な栄養源とする人間の主食と考えることに論理的な矛盾はありません。

フルーツが人間にとって優れた炭水化物源だという理由は他にもあります。穀物と比べ消化・吸収がよいため、すばやく細胞にとり込まれ、すぐにエネルギーとして利用することができる上に、穀物と比べカロリーが低く、その反面ビタミンやミネラル、ファイトケミカルといった微量栄養素が豊富なのがフルーツです。

穀物は加熱しないと食べられませんが、フルーツはそのまま食べることができ、熱を加えることによって性質が損なわれやすい微量栄養素を、そのまま摂取することができるという利点もあります。

人間はフルータリアンであると同時に、生まれながらのローフーディストであるともいわれています。「ローフーディスト」とは、ローフード、加熱しない生のままで食事をするよう生理機能がデザインされている動物という意味です。

人間だけではなく、すべての動物は本来ローフーディストです。野生動物は食事を加熱調理などしませんし、今でこそ火を上手に使いこなしている人間も始めから火を使えたわけではありません。野生動物は病気になりませんが、人間やペットなど加熱食を食べる動物は病気になることからも、現在の私たちの食生活は、生態系によってデザインされた、本来の自然なかたちから離れてしまっていることがわかるのではないでしょうか。

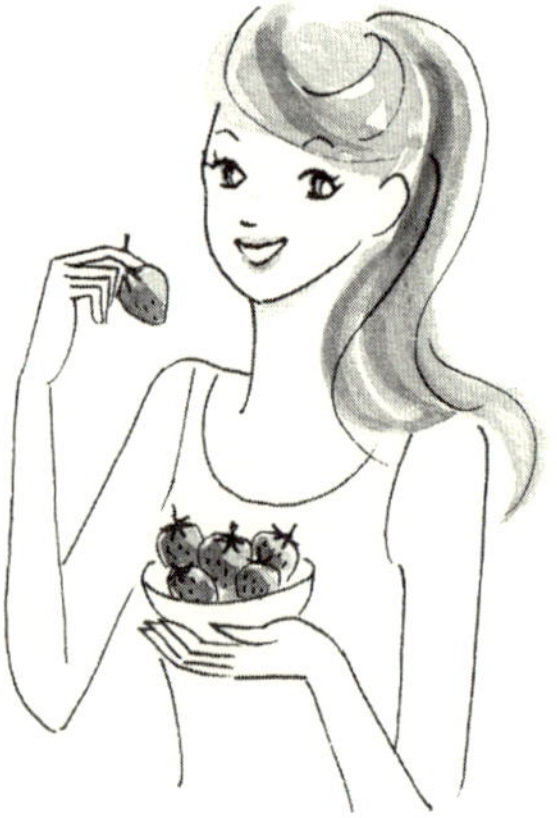

人間の身体の仕組みや機能が主にフルーツやローフードを食べるようにデザインされて

いるとすれば、デザインされた通りの食事をしている時にもっとも体調がよく、パフォーマンスが最高になり、病気をもたらす体内のアンバランスを防いでくれるのは当然のことです。

そして、一般的なみんなと同じではない食生活を意識的に選択できるようになるためには、肉体感覚を研ぎ澄ませ、身体の声を聞くことが重要です。身体と心、精神が必要としている食事を選択するには、周囲の声ではなく、自分自身との対話が必要だからです。

肉体感覚を研ぎ澄ませるためには、まず体内をデトックスし、エネルギーが自由に行き来できる状態をつくり出さなければなりません。

採集から稲作、そして現代へ

ここで簡単に、人間の食の歴史を振り返ってみたいと思います。

縄文時代、私たちの祖先が採集生活をしていた頃は、森で果実や木の実を採集したり、少量の魚や肉を食べて生活していたといわれています。当時の人間は自分の命を自然の一部であると感じ、循環する自然の恵みを感謝とともにいただいていたことでしょう。

縄文時代にはシャーマンが政治的なリーダーでもあったとされ、アニミズムや自然崇拝が人々の生活にとって重要な位置を占めていました。またリーダーがいるとはいえ、明確な上下関係があるわけではなく、序列はゆるやかだったといいます。

しかし、稲作がはじまると状況は一変します。

稲という保存のきく食糧が登場したことにより、人口が急増したであろうことは、容易に想像できます。

と同時に、効率よく稲作を行うための分業化が起こり、人材のやりくりをするような統率者も現れたでしょうし、収穫した稲を管理したり、分配方法を決める者も必要になったでしょう。

豊かな土地の集落は稲の備蓄も増え、そうでない集落との差が生まれ、やがて土地をめぐる争いに発展したこともあったと考えられています。

精神性が大きな意味をもち、豊かな森の中で共生の関係にあるフルーツや木の実を食べて暮らしていた時代から、保存がきき、加熱して食べる米が中心の時代への変化は階級社会をもたらしました。その結末は、不平等な食糧政策や環境破壊、さらには農業の危機など、みなさんが今目にしている通りです。

とはいえ、原始時代のような生活に戻るべきだなどというつもりはありません。しかし地球という限りある、複雑で繊細な生態系を持つ環境の中で生かされている私たちは、自分の置かれた状況を客観的に考えることが必要な時期にきているのではないでしょうか。

地球環境と食の関係

現代を生きる私たちみんなで考えなければならない問題があります。それは、人間の食行動が地球環境に大きな影響を与えているという点です。

２０１１年、イギリス人監督による『プランイート――環境悪化の真犯人――』というドキュメンタリー映画に字幕をつけるという、すばらしい機会に恵まれました。当初は映画の内容に賛同してくださった方々の協力を得て自主上映会を開催していたのですが、渋谷のアップリンク、大阪のシアターセブンといった、社会派のドキュメンタリーを多く扱う映画館でも上映していただくことができました。

この映画には前述のコーネル大学栄養学名誉教授コリン・キャンベル博士や、クリーブランド・クリニックの著名な元外科医、コールドウェル・エセルスティン博士が登場します。

キャンベル博士もエセルスティン博士も、植物性の食生活の重要性を説くベジタリアンであり、「健康を自分の手で守るためには、植物性の食べものから成る食生活が重要である」というのが映画の大きなテーマのひとつです。

しかしもうひとつ、この映画をほかの作品から際立たせているのは、人間の食が地球環境に対してどれほど大きな影響を与えているか、また植物性の食事をすることは環境保全に大きな意味を持つという点を科学的に論じている点です。

人間が環境や自然を支配しているのではないことを、私たちは今、異常気象や地震、津波、洪水によってまざまざと見せつけられています。

人間はむしろ地球という完璧な生態系の中につい最近になって登場した新参者であり、にもかかわらず急速に個体を増やし、わがもの顔で歩き回り、地球は自分のものだといわんばかりです。もしその人間が自分たちの置かれた状況を思い出し、欲望からではなく地球を構成するメンバーの一員として倫理観をもった食べ方をするようになれば、環境問題の多くは解決するのではないかと考えています。

健康の未来

量子論の発展がこれまでの科学の常識を次々とぬり替えています。近年では量子論を人体にも適用しようという「量子生物学」の研究も進み、不食（一切の食事をしないこと）の人の体内で何が起こっているかも解明しつつあります。

また意識にはヴァイブレーションという実相があることや、肉体は意識の影響を非常に強く受けていることも明らかになっています。今後は、ヴァイブレーションなどのエネルギーが健康を語る上で無視することのできない分野になっていくでしょう。

そうなれば、栄養素による生化学的な反応に注目した現在の栄養学は、１８０度転換せざるを得なくなるかもしれませんし、いつかすべての人間が不食になれば、そもそも栄養学など意味を成さない日がやってくるかもしれません。

相対性理論で知られる物理学者アルバート・アインシュタインは、生前「この世界の実態は物質でも非物質（エネルギーなど目に見えないもの）でもなく、場（フィールド）である」と考えていたといいます。私たちは唯一の実態である「場」を通じて互いの経験を共有しながら、全体として進化する仕組みの中を生きているのです。「場」を構成しているのは意識です。

初めてのファスティングで私が経験した「すべてはつながっている」という一体感も、唯一の実態である「場」の一部であることを思い出しただけなのかもしれません。量子論はいずれ、私だけでなく世界中の人が経験しているこのような一体感のメカニズムを、科学的に解明してくれるのではないでしょうか。

健康と食について探求を続けるうち、本物の健康とは幸せで充実した人生そのものであると考えるようになった私からすると、人間の身体を機械のパーツのように扱う現在の医療は、有機的であり全体で一つの構造体である人体の本質をとらえていないように思えてなりません。また医療は進歩しているはずなのに、病気は減るどころかどんどん増えているという事実を見ても、現在の医療の根本的な欠陥に、潜在的にはすでにみんなが気づいているはずです。

そんな、今はまだ潜在レベルの不信感も、遠からず表面化するに違いありません。そうなれば医療の現場にホリスティックな視点がもたらされ、健康の議論に食や栄養だけでなく、心のありようや考え方の癖、さらに人の身体のエネルギーの状態まで抱合するようになるでしょう。医療の重点は予防に移り、物質による生化学的な反応ではなく、ヴァイブレーションを利用して全体のバランスを整えるようなアプローチへとシフトしていくことになります。

人間は単なる肉体ではありません。肉体を複数のレイヤー（層）から成る有機体の一部ととらえ、総合的に整えていくことが本物の健康への第一歩です。この本でご紹介するのは、その入り口に立つための方法です。

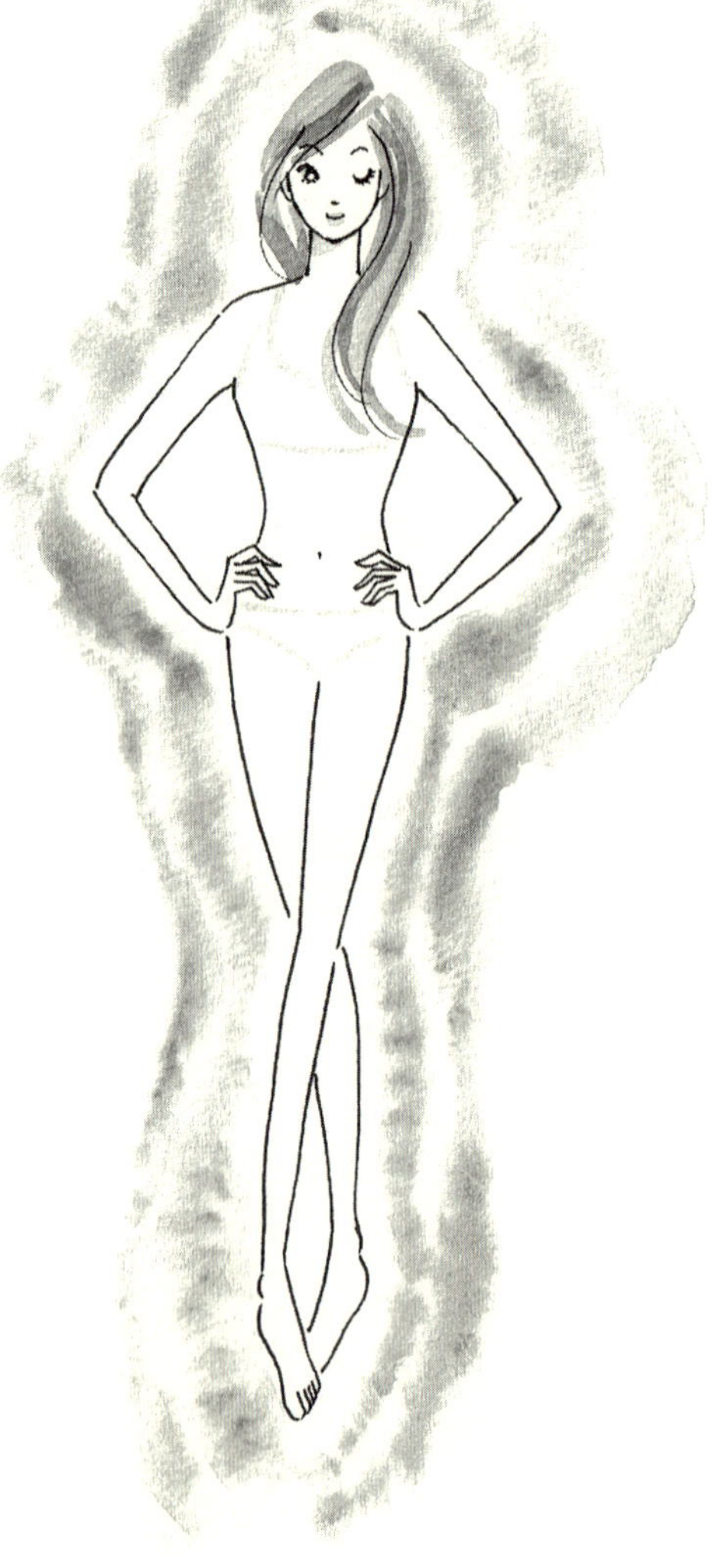

第3章

コールドプレスジュースの秘密

コールドプレスジュースの特徴

「コールドプレス（冷温圧搾）」という熱を加えずに手搾りしたジュースを飲みながら行うジュースクレンズは、気軽に挑戦でき、かつ効果の高いデトックス法です。

というのも、フルーツや野菜から繊維質をとり除き、液体だけを搾り出したコールドプレスジュースは、フルーツや野菜を丸ごとつぶしたスムージーより、さらに消化吸収がよいのです。液体であるジュースは消化の必要がありま

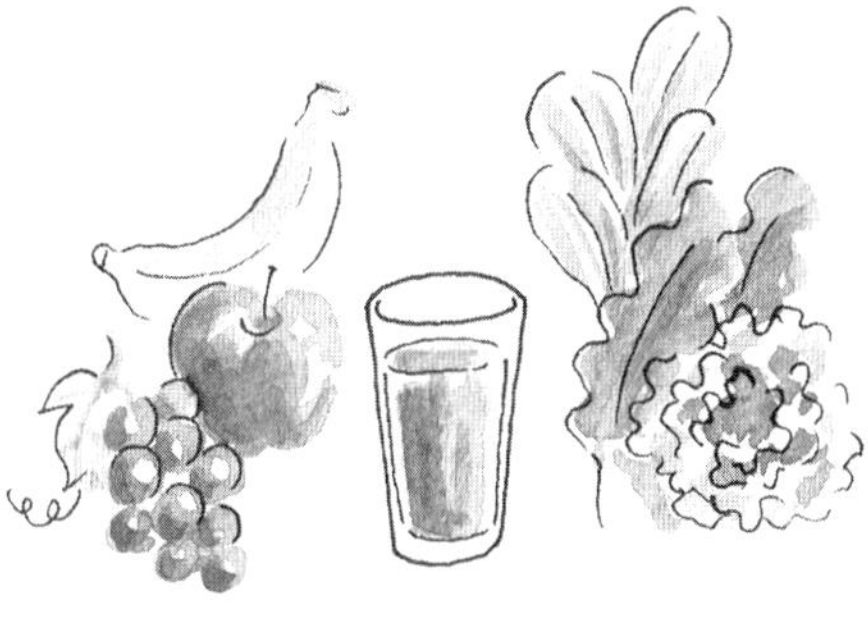

せんから、消化器官に負担をかけることなく、フルーツや野菜の栄養素をそのまま摂取できるという利点があります。

日本でジュースクレンズが認知されるようになったのはここ数年のことですが、ジュースの効能は古来より知られていたようです。紀元前の人々は健康増進のためジュースを飲んでいたそうですし、グリーンのジュースは薬草やハーブと同様、病《やまい》を追い払う儀式に用いられていたことがわかっています。

また子供の頃に熱を出して食欲がない時、リンゴのすりおろし汁を飲ませてもらったことがある方も多いのではないでしょうか。消化機能の弱った病人やお年寄りにも、栄養素が確実に吸収されるジュースの滋養は、経験上よく知られているのです。

ジュースクレンズは、忙しい現代人にとっても効果の高い健康法です。空気や水、食品から知らず知らずのうちに有害物質をとり込んでしまっている私たちは、精神的なストレスからも逃れることができません。

こうしたことはすべて、体内に酸化物質を発生させる要素ですが、酸化に対処するためには抗酸化物質が必要です。

抗酸化力の高い食品といえば、ビタミンやミネラルを含むフルーツや野菜ですね。コールドプレスジュースを飲むことは、体内の酸化への理想的な対処法なのです。

栄養素を確実に細胞まで届ける方法

デトックスに関心のある方なら、毎日欠かさずサラダを召し上がるかもしれません。グリーンの野菜をたっぷりいただくサラダは抗酸化力に優れていますが、摂取した栄養素を確実に細胞まで届けるという点では、コールドプレスジュースには及びません。

というのも、グリーンの野菜は繊維の固いものも多く、よく噛まないと繊維質に包まれた栄養素をとり出すことができません。つまり、栄養素が繊維質とともに腸を素通りしてしまう可能性があるのです。

その点、コールドプレスジュースはジューサーを使って、繊維質と水分を分離しています。抗酸化成分は水分に含まれていますから、栄養成分だけを効率よく吸収することができるのです。

山盛りのサラダとグラス一杯のコールドプレスジュースを比較すると、サラダのほうがボリュームもあり、栄養素も豊富なように見えるかもしれません。しかし、摂取できる栄養素の量や、どれだけの栄養素が細胞まで届けられるかを考えると、コールドプレスジュースのほうが優れています。

食事から吸収できる栄養素は70％程度とされていますが、コールドプレスジュースなら、消化機能が弱っていても99％以上吸収できるといわれています。

もう一つ考えなければならないのは、化学肥料が農作物に与える影響です。

１００年ほど前から始まった化学肥料の使用によって、土の力が落ちた結果、現在の農産物は以前のものと比べ栄養価が低いといわれています。サプリメントなどの人工物に頼らず、自然な食品から必要な栄養素を摂取するためには、通常の食事に加えコールドプレスジュースを食生活にとり入れることは非常に有効な手段です。

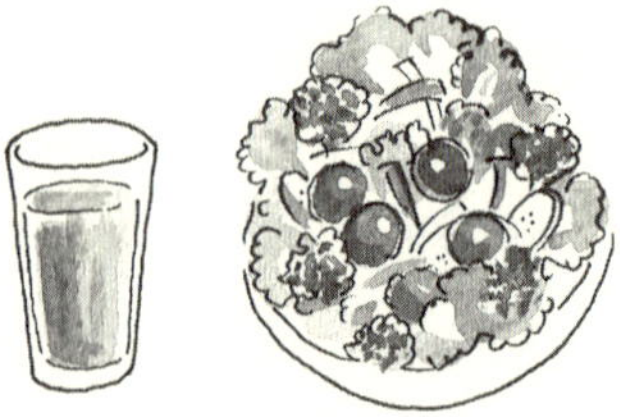

グリーンジュースをおすすめするわけ

低糖質ダイエットの流行により、コールドプレスジュース先進国のアメリカでは、糖質が豊富なフルーツの割合を最低限に抑えた、グリーンジュースの専門ブランドも登場しています。

しかし、前の章でもお話ししたように、糖質は脳や身体の主要なエネルギー源であるため、フルーツの糖質まで制限する必要はありません。ただ、ジュースにするのなら、そのままでもスムージーにしてもおいしい、消化吸収のよいフルーツより、繊維が固いため噛むのに時間がかかり、物理的な力を加えることでより効率よく栄養素を吸収できる、グリーンジュースをおすすめします。

フルーツは糖質だから食べないほうがよいのではなく、フルーツはそのまま主食として食べ、生でたくさん食べるのが難しいグリーンの野菜をジュースにすれば、栄養素をたっぷり摂ることができます。

水分を多く含むフルーツと異なり、グリーンの野菜に含まれる水分はそれほど多くなく、搾り出せる水分も限られています。そのため搾り出せる量は少ないのですが、グリーンジユースには栄養素、特にミネラルの量がとても豊富です。また、血液を浄化し体内をアルカリ性に保つなど、高い酸化作用があります。

とはいえクセがあって飲みにくい場合も多いですから、キュウリや白菜などクセのない野菜を一緒に搾ったり、グレープフルーツなど低ＧＩのフルーツの中でも、特に血糖値を上げにくいフルーツを加えたり、水やココナッツウォーターを加えて飲みやすくするのがおすすめです。

クロロフィル～植物界からの贈りもの～

グリーンジュースをおすすめしたい理由は他にもあります。その訳は、グリーンの野菜には「クロロフィル（葉緑素）」が含まれていることにあります。

クロロフィルは植物の葉緑体が光合成することでつくられる、緑色の成分です。植物は太陽のエネルギーと二酸化炭素を利用して光合成し、でんぷんや糖、タンパク質や脂質を生産しています。

クロロフィルは地球の食物連鎖の起点であり、もしクロロフィルがなければすべての動物は生命を維持することができません。

不思議なことに、血液のヘモグロビンに含まれるタンパク質「ヘミン」とクロロフィルは構造がとてもよく似ています。一つ異なるのは、ヘミンでは鉄が原子を結び付けているのに対し、クロロフィルではマグネシウムが原子と原子をつなげていることです。

このような違いにもかかわらず、クロロフィルは私たちの体内において、ヘモグロビン（赤血球の中にあるタンパク質）と同様の働きをしていることがわかっています（一説によると、クロロフィルのマグネシウムが量子跳躍によって鉄に変化することがあるそうです）。

ホリスティックヘルスの分野において多大な功績

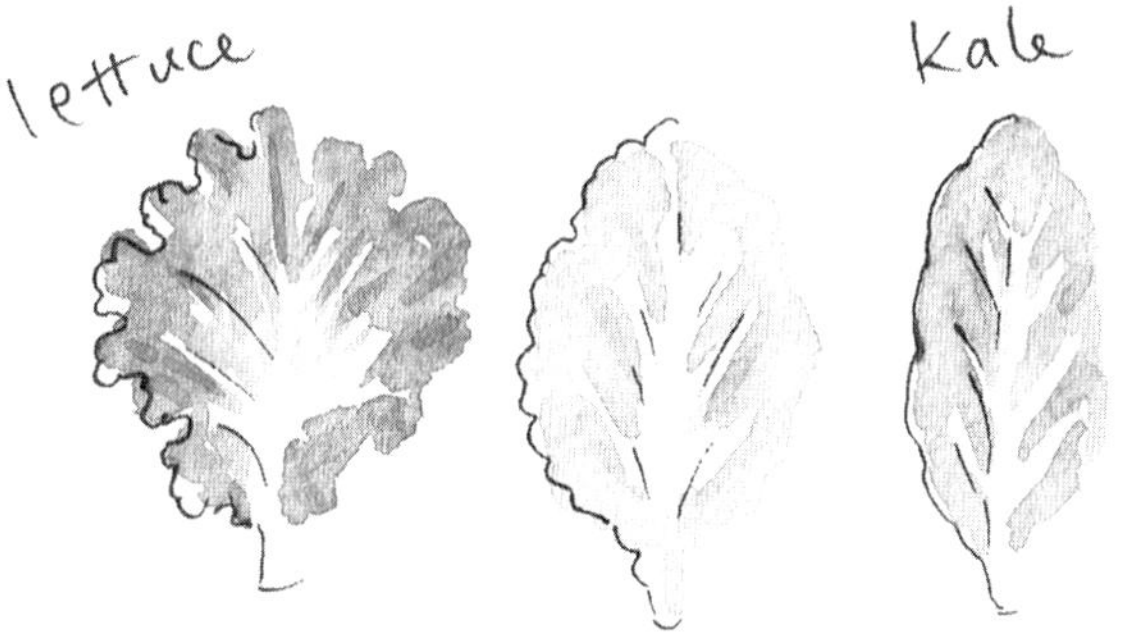

を遺したバーナード・ジェンセン博士（『汚れた腸が病気をつくる——腸をクリーンにする究極的方法——』〈ダイナミックセラーズ出版刊〉の著者）は、栄養学の専門家でもあり、数十年にわたってサナトリウム（療養所）を運営していました。

ジェンセン博士のサナトリウムを訪れた貧血症に悩む少女は、4世代続くベジタリアンで、動物性の食事をせずに貧血を改善したいとのことでした。

博士はこの少女にグリーンジュースを毎日欠かさず飲んでもらったところ、当初280万しかなかった赤血球が、450万にまで回復したそうです。

このことからわかるのは、人間の身体は血液中の鉄分をほかのものから補うようにできているのではないかということです。そして、構造の似たクロロフィルを鉄分として認識したため、血小板の数が増加したのではないかと、ジェンセン博士は述べています。

クロロフィルには皮膚組織の働きを活性化し再生を促す作用があることから、濃いグリーンの野菜でジュースを搾った後のジュースパルプ（搾りカス）を、肌にあてて傷を癒すことが古くから行われていたようです。

鼻や喉、消化管といった粘膜から直接吸収されるクロロフィルは、マウスウォッシュや歯磨き剤にも使用されていますし、出血している歯茎や口腔、歯槽膿漏、口唇炎、喉の痛みを癒す薬として使うこともできます。

さらに嫌気性菌（臭いをつくりだすバクテリア）を殺菌することから、ガーリックを食べた後の口臭や体臭にも効果的です。「嫌気性菌」とは、名前の通り空気のない環境を好む細菌のことで、クロロフィルがつくり出す酸素によって破壊されます。

酸素といえば、ガンと酸素には深い関係があることはよく知られています。「細胞レベルの酸素不足がガンの一因」であるとするドイツ人研究者、オットー・ワーバブルグ博士が１９３１年にノーベル医学・生理学賞を受賞したことからも、ガンと酸素の関係がわかります。

今日では「オゾン療法」というガンの治療法が注目を集めています。オゾンとは極めて活性に富む酸素のことで、嫌気性のガン細胞に酸素の力を利用しようというのが、この治療法の特徴です。

クロロフィルには酸素を発生させる作用があることを考えると、その高い健康増進効果をご理解いただけるでしょう。

植物は太陽光を物質に変換する装置

植物の緑の色素には、なぜこれほどすばらしい効能があるのでしょうか。その理由は、植物と太陽の関係にあると考えられます。

植物は太陽光をエネルギー源としていることは、みなさんもご存知のとおりですが、もう少し詳しくみると、太陽から放たれる「フォトン（光子）」を葉緑体という細胞にとり込んで成長しています。植物はちょうど、電池に電気を貯めるように、太陽エネルギーを「ＡＴＰ（アデノシン三リン酸）」として体内に蓄積します。このＡＴＰが二酸化炭素を吸収し、水から酸素と炭水化物を生成します。

つまり植物は、太陽光というエネルギーを自らの身体を経由させることで、炭水化物などの栄養素（物質）に変換し、私たちの肉体が利用できる形につくり変えてくれているのです。炭水化物は肉や魚にも含まれていますが、すべて植物由来です。つまり、動物は植物が生成した炭水化物を利用して生命を維持しているのです。炭水化物をつくりだせるのは植物だけなのです。

人間はまた、植物が酸素を放出してくれるおかげで、呼吸することができます。植物は人間が吐き出した二酸化炭素を吸収してくれます。

ふだん意識することはありませんが、植物と人間とは切っても切れない関係にあることは疑いようがありません。植物がいなければ私たちも生きていられないことに気づけば、もっと大切にしたい、もっと仲良くしたいという愛おしさや一体感、感謝を感じられるのではないでしょうか。

ここで、グリーンの野菜のすばらしい効果を、『*Juice Fasting and Detoxification*』（スティーブ・マイヤーウィッツ 著／Book Pub Co;／邦訳未刊）より抜粋してご紹介します。

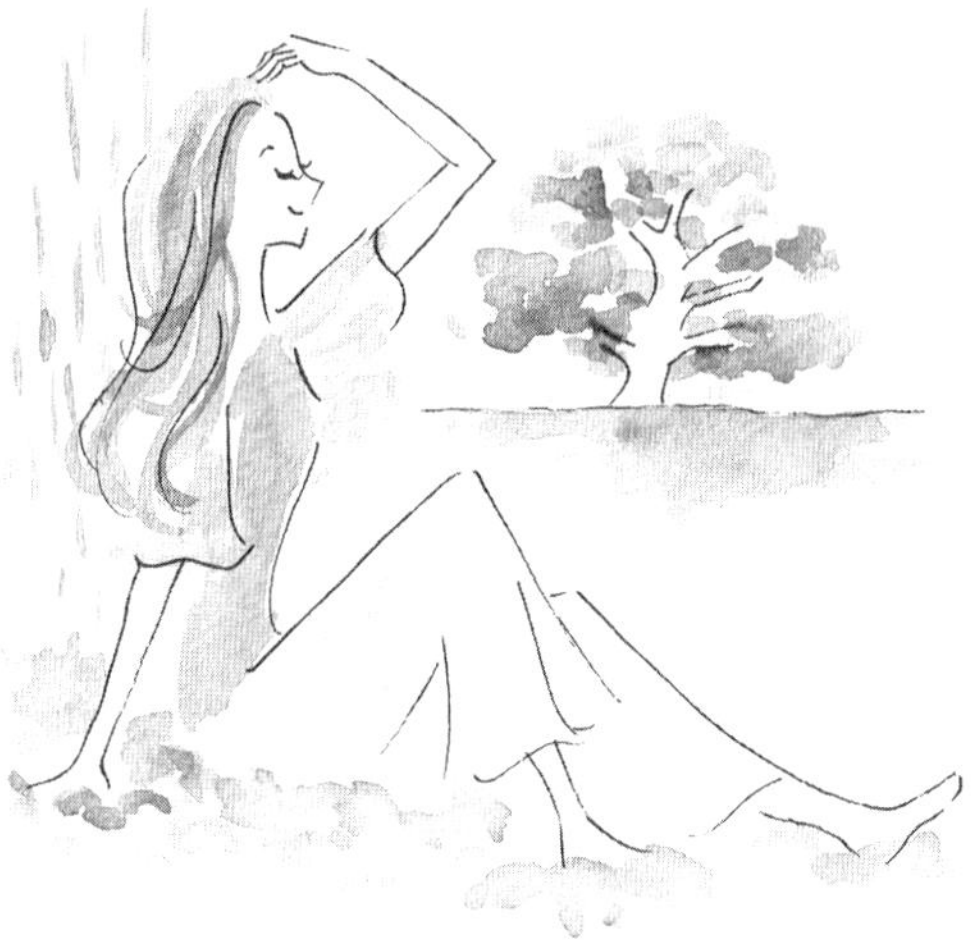

- 血液をきれいにし、新たにつくりなおす
- ヘモグロビンの生成を促す
- 血液をアルカリ性にする
- 腸をきれいにする
- 肝臓を浄化する
- 毒素を中和する
- 細胞に酸素を与える
- 傷を修復する
- 殺菌作用
- 細胞外液の解毒
- 酸素の働きを活発にする
- 重金属をキレートする
- クンダリーニを上昇させる

必ずおいしいジュースになるフレーバーバランス

フレーバーバランスとは、甘味・酸味・苦味・塩気・うま味という5種類の味覚をうまく組み合わせることによって、誰もがおいしいと感じるベストバランスをつくりだすことです。

お料理やお菓子づくりと違って、ジュースやスムージーに「失敗」はありませんが、毎日続けるためには、おいしいことも重要です。

ここでは、私が毎日ジュースを搾るうち自然に生まれた、必ずおいしいジュースになる食材の組み合わせルールをご紹介したいと思います。

専門店のコールドプレスジュースには10種類ものフルーツや野菜が使われていますが、自宅で搾るジュースは、家庭料理のようなふだん使いのジュースです。たくさんの食材を毎日用意するのは負担が大きいですから、だいたい3種類の食材を使って無理なく継続するようにしましょう。

食材は次の3種類です。

①メインになるグリーンの野菜

見た目のボリュームが大きい食材ですが、青菜から搾れる水分はそれほど多くありません（搾汁率が低い）。比較的クセの少ないグリーンを選びましょう。

小松菜、水菜、チンゲンサイ、タアサイ、ケール、紫キャベツ、ニンジンの葉、トウミョウなど

②特徴的な風味や香りのあるグリーンの野菜

香りや風味に特徴のあるグリーンの野菜を選びます。少ない分量でもアクセントになってくれる野菜です。

春菊、パクチー、パセリ、三つ葉、大葉、セロリの葉、クレソン、シシトウなど

③水分をたくさん含む、搾汁率の高いフルーツや野菜

搾汁率の高い食材を選び、濃いグリーンの野菜ジュースの飲みにくさを緩和します。

白菜、キャベツ、セロリの茎、キュウリ、スイカの皮など

フルーツを使うならこちらがおすすめです。

春：オレンジやグレープフルーツ
夏：スイカの皮やキュウリ、パイナップル（皮のついたまま、もしくは芯の部分）
秋：ナシやブドウ（種や枝も一緒に搾る）
冬：リンゴやみかん（いずれも皮ごと）

＊＊＊＊＊

もっとたくさんの種類のグリーンを使いたい場合は、①の食材を複数加えます。ただ、ニンジンジュースはニンジン自体に強い香りとクセ、甘味があるため、たくさんの素材をミ

ックスするより、ニンジンともう1種類程度にとどめておくほうがおいしいジュースになります。

グリーンのジュースとニンジンジュースでは飲んだ時の体感が全く違うため、目的に応じてこのふたつを上手に使い分けてください。

なお、ナチュラルハイジーンには「フードコンバイニング」と呼ばれる、食べ合わせルールがありますが、ジュースは基本的に液体であるため、フードコンバイニングに神経質になる必要はありません。

デトックスをサポートする季節ごとのジュースレシピ

春のレシピ

- **小松菜**（1袋）＋**三つ葉**（1袋）＋**グレープフルーツ**（1個、表面の固い皮を削ぐようにむき、白い部分は残す）

- **キャベツ**（5枚）＋**セロリの葉**（3本分）＋**オレンジ**（1個、表面の固い皮を削ぐようにむき、白い部分は残す）

夏のレシピ

- **トウミョウ**（1袋）＋**大葉**（20枚程度）＋**スイカの皮**（中玉のスイカ1／4個分）
- **ニンジンの葉**（ニンジン3～4本分）＋**パクチー**（1袋）＋**パイナップル**（芯の部分1個分）

秋のレシピ

- **ケール**（大3枚）＋**シシトウ**（10本）＋**梨**（1個）
- **水菜**（半袋）＋**パセリ**（5本）＋**ブドウ**（1カップ）

冬のレシピ

- **白菜**（1／4株）＋**クレソン**（1袋）＋**リンゴ**（1個）
- **ブロッコリー**（1株）＋**三つ葉**（1袋）＋**みかん**（皮のまま、中玉2個）

第4章

デトックスが叶えてくれること

過食を抑制し一生太らない身体を手に入れる

私は「ダイエット」という言葉があまり好きではありません。「一時的にカロリー摂取を控えて体重を減らし、目標に達したら元の食生活に戻す（そしてリバウンドする）」というような、少し無責任な響きを感じてしまうからです。

ダイエットしたい人が本当に望んでいるのは、自分なりの理想体重を、つらい食事制限などせず一生キープすることではないでしょうか。

万能薬であるファスティングは、誰の心にもあるそんな望みを叶えてくれます。

その理由をお話ししていきたいと思います。

恵まれた日本という国に住む私たちが肥満気味なのは、食べものが簡単に手に入りすぎるからです。食品業界は手を変え品を変え、私たちの食欲を刺激し続けていますから、あれもこれも食べたいという欲望を常に持つように仕向けられています。

そんな「つくられた食欲」をコントロールするためには、食べることが幸せであり、満たされた状態であるというマインドを、「食べなくても幸せ」というマインドに切り替える必要があります。そのスイッチになるのが、ファスティングであり、ジュースクレンズなのです。

ですから、ファスティングやジュースクレンズが体重コントロールに役立つのは、カロリー摂取が減るからというよりも、食欲のリセット効果という精神面のデトックス効果が高いからということができます。

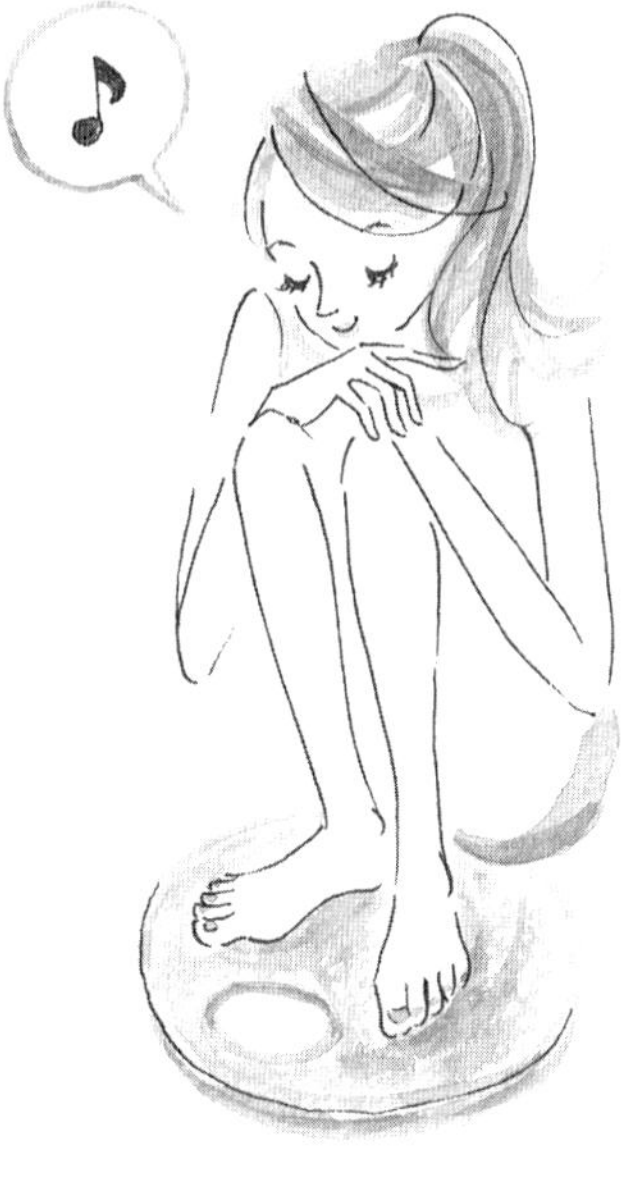

もちろん、身体をデトックスすることで、適正体重を保ちやすくなります。常に過食気味の私たちは、内臓に負担をかけ続けています。肥満とは消化や代謝が滞る「代謝不良」であり、その代謝をコントロールしているのは内分泌系です。消化液の分泌も内分泌系と関わりがあることから、ファスティングによって内分泌系を休ませると、代謝の機能を回復させることができます。活力をとり戻した内分泌系は、再び適切な働きをするようになります。

適正体重は一律に計算で求められるようなものではありませんし、全員が痩せているのがよいと考えているわけではありません。しかし、本来ならあちこち歩き回ってフルーツや木の実を探したり、畑を耕して食糧を得ることが必要だと考えると、身体が重く活動に不便だと、生存すら危ぶまれることになります。

また排泄されない化学物質の多くは脂溶性であるため、脂肪細胞と結びつきやすいという特徴があります。ですから、抗酸化物質の豊富な食品を摂るなどして、脂肪の代謝を促すこと自体がデトックスとなります（脂肪細胞は二酸化炭素と水に分解されます）。

こうしてデトックスが進むと、身体が自らの適性体重を思い出し、大きな体重の増減は起こりにくくなります。

最後に、どんなダイエット法もそうですが、効果には個人差があります。もともと痩せている人は体重の減る割合も少ないですし（不要な老廃物が排出されることには変わりありません）、代謝のスピードも脂肪を燃焼させる能力も人それぞれです。

世の中には「痩せの大食い」体質の人がいるかと思えば、「空気を吸っただけで太る」と感じる人もいます。これも消化の能力や、栄養を脂肪として蓄える量に差があるためです。

エモーショナルイーティングの緩和

現代人は本物の空腹を感じることがほとんどないといわれています。朝目が覚めるとまず朝食に何を食べるか考え、お昼になったらお腹が空いていなくてもランチを食べるという方も多いでしょう。また、お腹が空いているわけではないことに気づいていながら、何となく口寂しいから、イライラしているから、寂しさや悲しさを感じるから食べることも珍しくありません。

心辺りのある方は、肉体に栄養を補給するためではなく、満たされない感情を埋めるために食べる「エモーショナルイーティング」が当たり前になっているのかもしれません。

エモーショナルイーティングは、食品への依存とも関係しています。アルコールやニコチンだけでなく、食品の中にも依存性のあるものがあります。砂糖や小麦粉、乳製品、チョコレートがその代表で、とにかくパンが好き、スナック菓子が大好き、クッキーやケーキなど焼いたお菓子がやめられないという場合は、その食品に依存している可能性があります。

心理学者の研究から、怒りを感じている時は歯ごたえのある固いものが食べたくなり、気分が落ち込むと抗鬱作用のある乳製品を欲するなど、感情と食行動には密接な関係があることがわかっています。

そのような場合にも、ファスティングやジュースクレンズによるデトックスがとても有効です。

何か食べたところで感情的な欠乏感は埋められません。仕事や人間関係によるストレス、将来への不安、または単に退屈していること……どんな感情がある時に食べてしまうのかを探り、食べたい衝動が襲ってきたら散歩に出かけたりお風呂に入るなど、食べる以外の行動をとってやり過ごすのも一つの方法です。

感情の乱れが原因で食べてしまうというサイクルを断ち切るためには、ファスティングやジュースクレンズで食べることをいったんストップすることが有効です。食生活全体をリセットした後、もう一度はじめから自分の食事スタイルを選択し直すのです。

誰もがストレスを抱える現代社会において、ストレス発散の手段として食事を利用することがすべて悪いわけではありません。でもそのために体調を崩したり、肥満に悩むようなら、やはり対策が必要です。

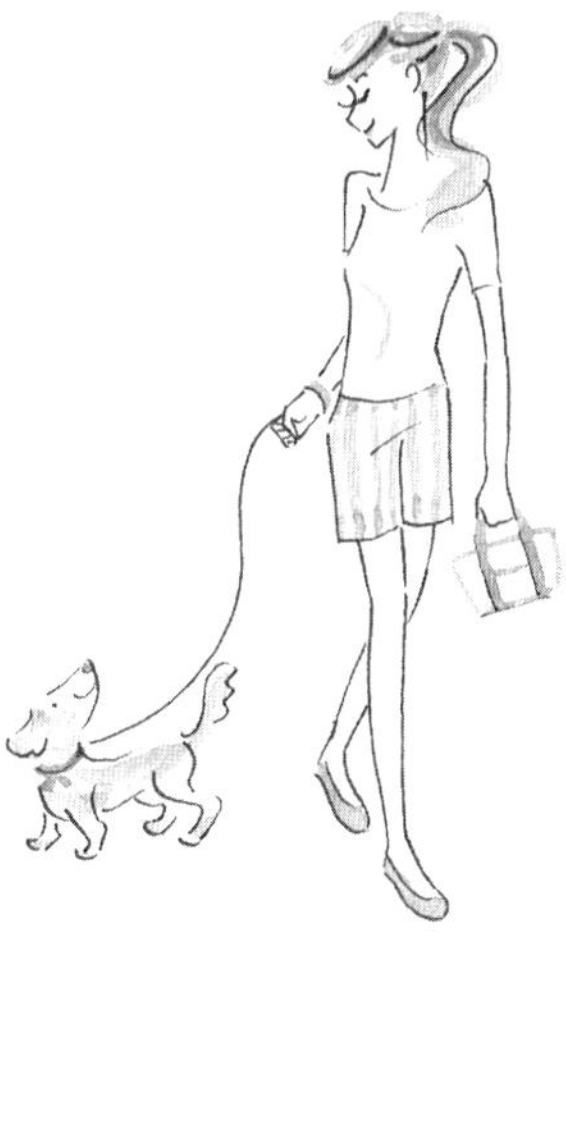

エイジングをスローダウンさせて若々しさを保つ

生きている限り、老化を完全にストップすることはできませんが、生活習慣を工夫することにより、エイジングのプロセスをスローダウンさせることは十分に可能です。

それではアンチエイジング、つまり老化に抗い若々しさをキープするためには、どうすればよいのでしょうか。

若々しさを左右するのは、シワやシミのない美しい肌とボリュームのある髪、記憶力や前向きな気持ちです。

実は、食事からのカロリー摂取を減らすことには、アンチエイジング効果があると、さまざまな研究から明らかになっています。さらに、アンチエイジングには毛細血管の健康が大きく関係しています。毛細血管は年齢とともに衰え、数が減っていきますが、それをくい止めるためにも摂取カロリーを減らすことが有効なのです。そのメカニズムについてみていくことにしましょう。


まず、消化した栄養素を全身に届けるのは血液の役目です。赤血球が1つやっと通ることのできる毛細血管は、全身の隅々にまではり巡らされていますが、毛細血管の数は年齢とともに減ってしまいます。

毛細血管が減ると細胞に届けられる血液も少なくなってしまいますから、肌や髪に十分な栄養がいかなくなり、シミやシワ、白髪や抜け毛が増えたり、男性ならインポテンツの原因にもなります。また脳に届けられる栄養が少なくなれば、記憶力や理解力にも影響が出てしまいます。

もし1日3回ボリュームのある食事をし、消化の悪いものを頻繁に食べていると、消化の作業にたくさんのエネルギーを必要とする状態が続きます。すると身体は消化器官の周りに血管を集中させることによって、消化器官が働くために必要なエネルギーを届けようとします。酷使されている胃や腸に多くのエネルギーをとられると、身体の他の部分に血管をいき渡らせる余力がなくなってしまいます。

逆に、消化の負担にならない食事をほどほどに食べ、ウォーキングなどの有酸素運動を習慣にすれば、血管は全身にはり巡らされ、

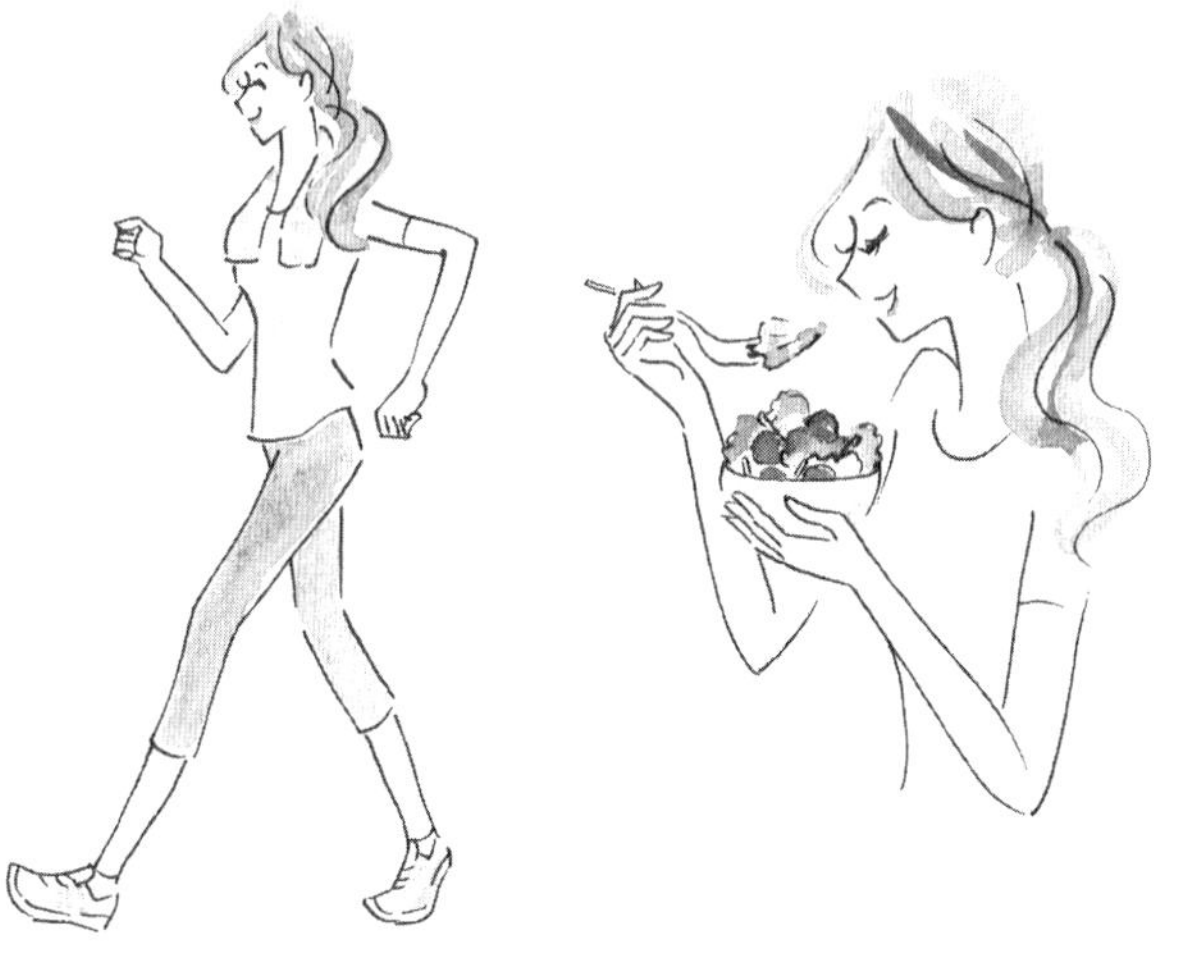

よい状態で保たれるのです。

50歳が近づいてきた私のこれまでの経験からいえるのは、30代までは化粧品による外側からの働きかけにも効果を感じることができても、40代半ばにもなり本格的な老化と向き合わざるを得なくなった時に本当に効果があるのは、表面的な刺激ではなく、食生活や生活習慣という根本的な要因だけだということです。そうした内側からのケアをいつ始めるかによって、その後のエイジングの進み具合が大きく変わってくることはいうまでもありません。

腸内環境を理想的な状態に整える

近年、「すべての病気は消化器官からはじまる」という見解が、科学者たちの支持を集めています。消化器官とは食べたものを消化する臓器のことですから、結局のところ食べたものが病気の原因をつくっているということになります。

消化器官や腸の健康は、ガンや痴呆、心臓病、免疫や体重とも関係があるといわれていますが、薬品や食品添加物、アルコール、ストレス、砂糖や精製食品によって、健全な腸内環境を保つことは非常に難しいのが現状です。食事の大切さが改めて注目されているのです。

腸内フローラ（腸内細菌叢《そう》）を構成する細菌のタイプは、一人ひとり異なっていることが知られており、その状態も一定ではなく常に変化しています。

変化の原因になるのは食べものです。たとえば、脂肪の多い食事を頻繁にしていると、どんどん送りこまれる脂肪を効率よくさばけるよう、脂肪の吸収のよい細菌が増えます。つまり、高脂肪の食事をすればするほど、脂肪を吸収しやすくなるのです。

逆に、繊維が多く低脂肪の食事をよくする人の腸には、善玉菌である乳酸菌が多くいるため、あらゆる病気を予防し寿命を長くするような腸内フローラが保たれるといいます。

ヨーグルトや乳酸菌飲料、サプリメントなどは胃酸によって分解されてしまったり、身体に合ったタイプのものでないと腸内に棲みつくことができないといった問題もあります。しかし、ファスティングやクレンズといったデトックス法は、確実に腸内フローラを整えてくれます。

というのも、食べない時間を設ければ、腸内の細菌が食べものの影響を受けない時間をとることができます。すると、私たちの身体に備わった健康になろうという力、「ホメオスタシス」が発揮され、バランスのとれた、理想的な腸内環境が自然と整うのです。

腸内フローラのバランスの乱れは、リーキーガット（腸管壁浸漏症候群）をひき起こし、本来なら腸壁を通過できない分子の大きな食べものや有害物質が通過してしまいます。すると本来は含まれないはずの物質が血液の中に入ってしまい、これがアレルギーや炎症を引き起こす原因とされています。

ナチュラルハイジーンでは血液の汚れが万病の元だと考えますが、血液が汚れる大きな原因の一つが、リーキーガットなのです。

慢性炎症を抑制する

炎症とは異物に対する免疫細胞による攻撃のことで、ウイルスやバクテリア、ケガに対する急性の炎症は赤みや腫れ、熱となって現れ、やがておさまります。

一方の慢性炎症は、溜まってしまった老廃物や変成した細胞などを攻撃の対象として認識し、体内のあちこちで弱い炎症が継続する状態です（第1章でご紹介した「常に身体のあちこちが痛い」という私の症状も、こうした炎症が原因だったと考えています）。最近では、心臓疾患や糖尿病、アルツハイマーまで、これまでは別の原因が考えられていた病気も、元をたどれば慢性炎症に行き着くことがわかっており、慢性炎症の抑制が健康長寿のカギと考えられるようになっています。

慢性炎症の原因となるのは、加齢に伴って炎症に抵抗する力が弱くなることや、老廃物などの蓄積に対処しきれなくなり、リーキーガットが起こることだといわれていますが、食生活とも大きな関係があります。フルーツや野菜、良質の脂質には慢性炎症を防ぐ働きがあり、精製した穀物やトランス脂肪酸は慢性炎症を悪化させることがわかっています。

脂肪組織、特に内臓脂肪は慢性炎症を悪化させる作用が強いことがわかっていますから、フルーツや野菜をしっかり摂り、良質の脂質源である生のナッツを食べ、精製した穀物や加工食品はできるだけ少なくすることが、慢性炎症への対策です。

デトックスで目覚めるサイキック能力

脳の中心、目の奥に位置する松果体は、メラトニンを分泌する内分泌器官です。この器官は「第三の目」とも呼ばれ、スピリチュアリティやサイキック能力とも関係があるといわれています。

しかし現代人の松果体は、医薬品や農薬などの化学物質、砂糖や人工甘味料によって石灰化しているため、本来の機能を発揮することができません。そのため、誰にでも備わっているはずの氣やオーラを視たり感じたりする力、また予知能力やテレパシーが十分に使えていないのです。

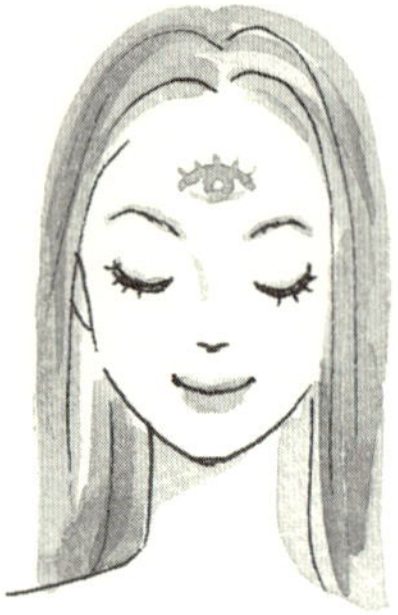

松果体はフッ素や水銀、人工的なカルシウムに特に大きな影響を受けているといわれています。現代人の松果体は石灰化により本来よりも小さいそうです。ですから、石灰化の原因となる化学物質をできるだけ摂取しないようにするのと同時に、食事やエクササイズによるデトッ

クスを行って、健康的な状態をとり戻さなければなりません。

ヒーラーやセラピストなど、日々こうした人間本来の能力を使い、磨いていらっしゃる方々は特に、松果体本来の力を発揮させることの重要性を感じているようです。通常は瞑想をしたり、経験を積むことで自身の能力を高めていかれるのでしょうが、食事に気を配り、デトックスすることも非常に有効です。

人間という存在を構成する複数のエネルギー体のうち、もっともヴァイブレーションの重たい肉体をきれいにすると、全体が底上げされるからです。

私のような食生活を長く続けていると、周りの人の体臭や口臭に敏感になり、体臭や口臭のタイプによってどんなものを多く食べているのか、だいたい見当がつくようになります。体臭や口臭があるということは、排泄すべき何らかの物質を体内に持っているということです。

ヒーラーやセラピストの仕事は、宇宙のエネルギーを流す導管になることだといわれますが、もしその導管に老廃物が溜まっているとしたら、余計な情報まで一緒に流れてきてしまう気がしてなりません。

松果体本来の働きをとり戻すには、全身をデトックスすることが結局は近道だと考えていますが、どうしても松果体だけに働きかけたい場合は、サードアイ・チャクラと同じ色のヴァイブレーションを利用する方法があります。つまり、紫もしくはインディゴの色をした食べもの（チャクラの色は個人によってトーンに差がありますし、特にサードアイ・チャクラは紫の人もいればインディゴの人もいるようです）、たとえばブルーベリーやブドウ、プルーン、ナスや紫キャベツを意識して摂るようにすると良いでしょう。

ジュースクレンズやファスティングの間は意識のレベルが一段階上がり、ふだんより周囲のヴァイブレーションに敏感になります。気づきの意識と物質の世界の間にある膜のようなものが薄くなり、より直接的に世界を認識できるのです。

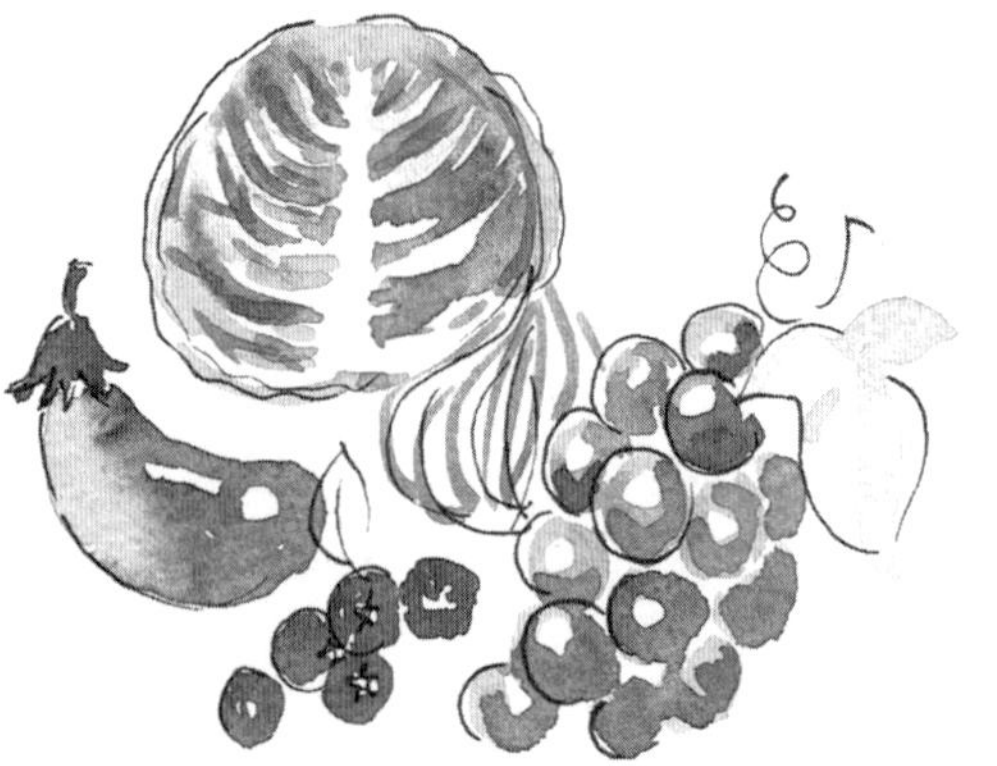

私たちのDNAは、太陽から放出されるフォトンと常にコミュニケーションし、フォトンの情報を読み取っていますが、その感度が上がることで、より本来に近い自分でこの世界と対話できるのではないでしょうか。

ヨギや僧侶がファスティングするのも、意識レベルを上げる手段の一つだということを知っているからでしょう。

第5章 デトックスのメカニズム

毒素と毒血症

「デトックス」とは、英語の「detoxification」を略した言葉で、detoxificationには「解毒する、体内の老廃物を除去する」という意味があります。

私が勉強した欧米の伝統的健康哲学ナチュラルハイジーンでは、人体にとって毒性のある物質（毒素）が体内に蓄積した状態（毒血症）を病気と考えます。ここからは、毒素と毒血症についてお話ししていきます。

食べものには人工調味料や着色料、保存料や人工的な油、農薬や殺虫剤といった化学物質が含まれています。本来は食品ではないさまざまな物質が食べものに含まれているのです。

人体はこうした物質を消化することができません。そのため異物として認識し、肝臓や脂肪組織に隔離して、血液に混入しないようにします。

このような機能は、身体を常に一定の健康な状態に保とうとする力、「ホメオスタシス」によるものです。消化して栄養にすることもできず、毒素として排泄することもできない物質が蓄積しても、ホメオスタシスが働いてくれることで、病気となって現れるまでにはかなりの時間的猶予があるのです。

風邪をひくと喉が痛くなるのは、リンパ腺が炎症を起こし毒素を排泄しようとするからです。熱が出ると頭が痛くなったり、関節が痛んだりするのも同じです。また便秘によって毒素が排泄されないと、肌荒れというかたちで皮膚から毒素を排泄しようとします。すべてホメオスタシスが働き、毒素を排泄して身体を一定の状態に保とうとする身体の働きなのです。

身体にとって都合の悪い物質は、食事からだけではなく空気や水からもとり込んでしまいます。そこに精神的なストレスが加わり、心のバイタリティが失われると、ホメオスタシスが低下します。さらに、とり込んだ毒素の蓄積が一定量を越えると、健康な状態を保とうという働きも限界に達し、除去機能が追いつかなくなってしまいます。

風邪をひきやすい、吹き出物や湿疹がなかなか治らないといった身体症状だけでなく、イライラしやすく気分が落ち込みがちといった精神的な不調も、身体からのサインです。

この段階で自分自身の抱える問題に気づき、食生活を見直したり休養を取ることができれば、大事に至らずにすみますが、忙しさを理由にそのままやり過ごしてしまうと毒素は体内に固定され、やがて慢性的な症状へと発展していきます。毒素は血液からとり除かれることなく全身を巡り、臓器や細胞の機能をだんだんと弱めてしまいます。これがナチュラルハイジーンでいう毒血症の状態で、やがて体質的に弱い部分に決定的な症状、つまり病気を発生させてしまうのです。

同化と異化

デトックスとは代謝の働きです。代謝には「同化」と「異化」という二つの働きがあります。

同化とは、食べたものを消化して栄養素に分解し、血液に乗せて身体の隅々の細胞まで届けること。異化とは、それまで身体の一部であった老廃物を切り離し、体外に排泄することを意味します。

私たちが何かを食べる時、どんな栄養素が含まれているか、消化がよいか悪いかなど「同化」に気を配ることはあります。しかし、体内に蓄積した不要なものを排泄してくれそうか、つまり「異化」の作用を働かせてくれそうかどうかを考えて、食べものを選択することはほとんどないのではないでしょうか。

実は、同化に必要な栄養素はこれとこれ、異化に必要な栄養素はこれとこれと、分けることができません。しかし、代謝を促進するのはビタミンやミネラル、酵素ですから、そうした栄養素を豊富に含むフルーツや野菜を十分に食べることが、デトックスを助けてくれるのです。

異化の働きを助けるのは栄養素だけではありません。ここからは、ファスティングやジュースクレンズ中だけでなく、ふだんから心がけたいデトックスをサポートする習慣についてみていくことにしましょう。

●異化を促すためにしたいこと

①クオリティの高い水を飲む

水を飲むことはデトックスの基本です。ふだんから水のクオリティにはこだわりたいところですが、クレンズ中は水を飲むことがいつも以上に大きな意味を持ちます。体内を掃除しながら汚れた水を飲んで、毒素を溜めてしまわないよう気をつけましょう。

とはいえ、地球規模の環境汚染が進む中、天然水といえど絶対に安心とは限りませんし、容器に問題があるかもしれません。浄水器やろ過フィルターにも一長一短あります。不純物がなく、かつ生命は失われていないという条件をクリアする水を安定的に手に入れるのは、都会に住んでいるならなおのこと、非常に難しいのが現状です。

そこで提案したいのが、できる限り不純物を除去した水に、穀物やドライフルーツを加えて発酵させ、ミネラルを再添加した「リジュベラック（発酵水、酵素水）」や、日光にあててエネルギーをチャージした水を飲むことです。

日本でリジュベラックというと玄米を利用したものが一般的ですが、私のお気に入りはロースイーツに使うドライフルーツ、主にデーツを水で戻した浸出液から起こしたリジュベラックです。

作り方をご説明しましょう。

まずデーツなら3つ程度を100mℓの水に一晩浸水させ戻します。この水（糖分の浸出液）を夏場なら1〜2日、冬場なら4〜5日室温で放置します。発酵が始まると小さな泡が浮き、水の色が黄色っぽくなり酸味が出てきます。発酵と腐敗の違いは、臭いや味で簡単に区別できます。味見してさわやかな酸味を感じられたら発酵が始まった合図なので、1ℓほどの水を加え、さらに発酵させます。発酵はどんどん進み、酸味が強くなりますから、飲みきれない場合は冷蔵庫で保存してください。

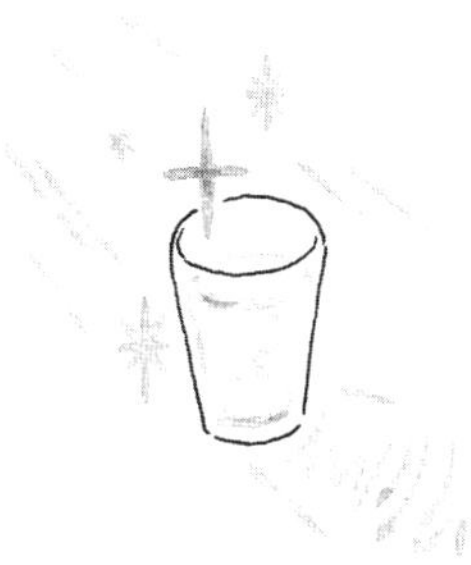

玄米のリジュベラックに甘味はありませんが、ドライフルーツのリジュベラックにはほのかな甘みがあり、それだけで飲んでもとてもおいしいので、ぜひお試しください。

②血流を増加させる

体内の老廃物を排泄するためには、血流を増やすことが効果的です。脂肪組織や肝臓に隔離されている毒素を排泄するには、血流に乗せなければならないからです。

ウォーキングなどの軽い有酸素運動やヨガは、デトックスに適しています。デトックスを促すためには、ふだんは同化に使われるエネルギーをできるだけ節約し、異化にふり向ける必要がありますから、体力を消耗しない軽いエクササイズをしましょう。

ヨガのポーズにはいったん縮め、一気に解放するという動きがあり、老廃物を搾り出すとともに血流を増やしてくれます。またヨガの呼吸法には肺の中の空気をすべて吐き出したり、全身に酸素を行き渡らせるために効果的なものがあるのでおすすめです。呼気からも老廃物が排泄されるからです。

③ 発汗を促す

身体の外から刺激を与えて血流を増やすのも効果的です。足裏マッサージなど反射区を利用したマッサージで内臓の状態を確認しながら刺激を与えたり、リンパドレナージュで滞ったリンパの流れを助けてあげましょう。

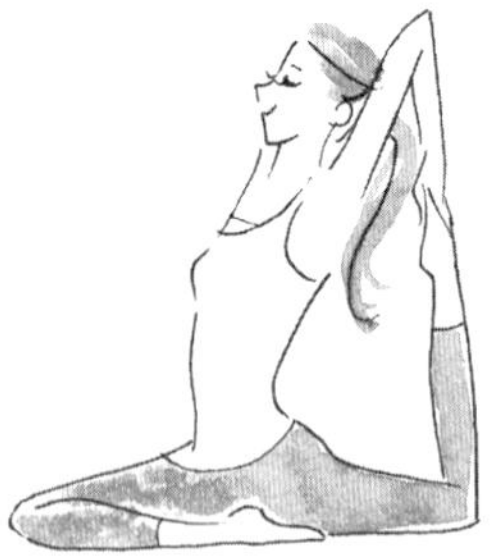

毛穴から排泄される汗には、消化の過程で生産された二酸化炭素をはじめとするガスや重金属が含まれています。異化の働きが活発になるクレンズ中は特に、発汗を促進して毛穴からの排泄をサポートしてあげましょう。

大量に汗をかく場所といえばサウナですが、ファスティングやクレンズ中はふだんより摂取するエネルギーの量が少ないため、立ちくらみを起こしやすくなっています。またサウナのある共同浴場のお湯は塩素殺菌されていますが（お湯を循環させている温泉水にも塩素が含まれる場合が多いようです）、人体は塩素という酸化物質を非常に吸収しやすいため注意が必要です。

こうしたことを考え合わせると、温度調節のしやすい自宅のお風呂のお湯を、ジュースパルプに含まれるビタミンCで中和し、さらにエプソム塩や入浴剤などを上手に利用してたくさん汗をかくのが一番安心かもしれません。

その際に気をつけたいのは、着色料や合成物質を含まない自然な商品で、かつ確かな効果のある入浴剤を選ぶことです。

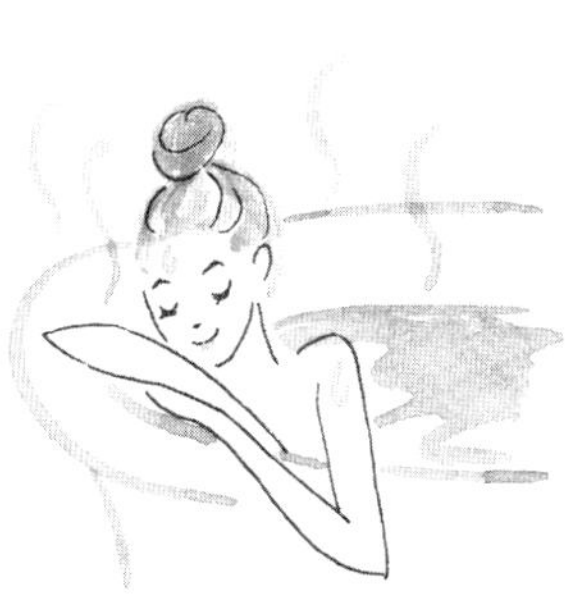

第8章で詳しくご紹介する「クレイド」は、天然の泥を使用しており、浸透圧の作用で毒素を吸着する効果の高い商品のためおすすめです。

④ 腸の掃除をする

老廃物の7割は便から排泄されるといわれています。腸に溜まった便が排泄されずにいると、毒素が腸壁から再吸収される「自家中毒」が起こります。

クレンズ中は、ふだんと比べ腸内の排泄物が少ないですから、腸を掃除する絶好の機会です。吸着力の高い麻炭パウダーや前述のクレイド（天然泥）を飲めば、ふだんは届かない腸の隅々まで届いて老廃物を掃除してくれます。

麻炭パウダーやクレイドだけでなく、食物繊維を利用したものなど、いずれの場合もジュースやスムージーと一緒に飲むとせっかくの栄養分まで排泄してしまう可能性があります。お掃除を行うなら腸が空《から》になっているタイミング（夕食を軽くすませた日の翌朝の食事前など）とし、飲んでから食事をするまではしばらく時間をとりましょう。

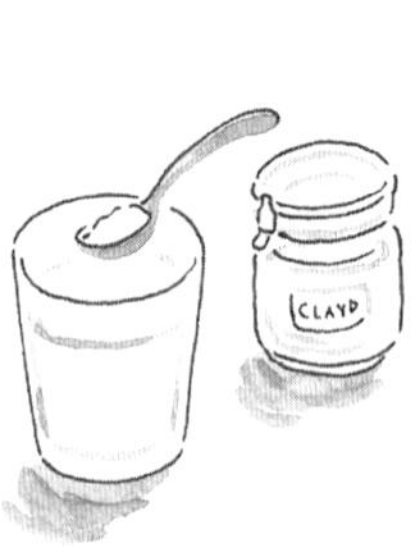

また、まだまだ一般的ではないものの、コロンクレンズやエネマなど、腸に水を通して物理的にお掃除する方法も、効果の高いデトックス法です。

⑤日光浴

海水浴が大好きな私は、昨今の美白ブームや紫外線を悪者扱いする傾向に疑問を抱いています。

理由の一つは、20世紀前半までにほとんどみられなくなっていた「くる病」（ビタミンD欠乏が原因で骨が石灰化しないこと。子供の場合は「くる病」、大人は「骨軟化症」と呼ぶ）が、最近また増えてきていることです。人体は皮膚から日光を吸収してビタミンDを合成していますから、過度に日光を避けることは不自然です。

また日光と皮膚ガンの関係が指摘されていますが、「日光を避けるべきなのは、脂質と精製食品を多く食べる人である」という報告があります。このような食生活をする人はビタミンA、B、C、Eといった抗酸化作用の高い栄養素が体内にあまりなく、皮膚が日光によってダメージを受けた場合の回復力が弱いために、皮膚ガンのリスクが高まるというのです。報告では、こうした人が日光にあたらないことによる不利益もたくさんあるとしています。

フルーツや野菜をたっぷり食べ、酸化に抵抗する力のある身体なら、日光にあたることによる利益は大きいということをぜひ覚えておいてください。

それだけではありません。第4章で「植物は食物連鎖の起点であり、太陽のエネルギーを受け取って光という非物質のエネルギーを栄養素という物質に変換してくれている」とお話ししました。実は、植物だけでなく人間の身体も、太陽光から放たれる光子（フォトン）を生体光子（バイオフォトン）に変換し、エネルギーとして利用していることがわかってきています。こうした研究が進めば、不食のメカニズムもいずれ解明されるかもしれません。

水ぶくれができるほどの日焼けはやり過ぎであることはいうまでもありませんが、適度な日焼けは皮膚を殺菌し、身体の中まで浄化してくれるのです。

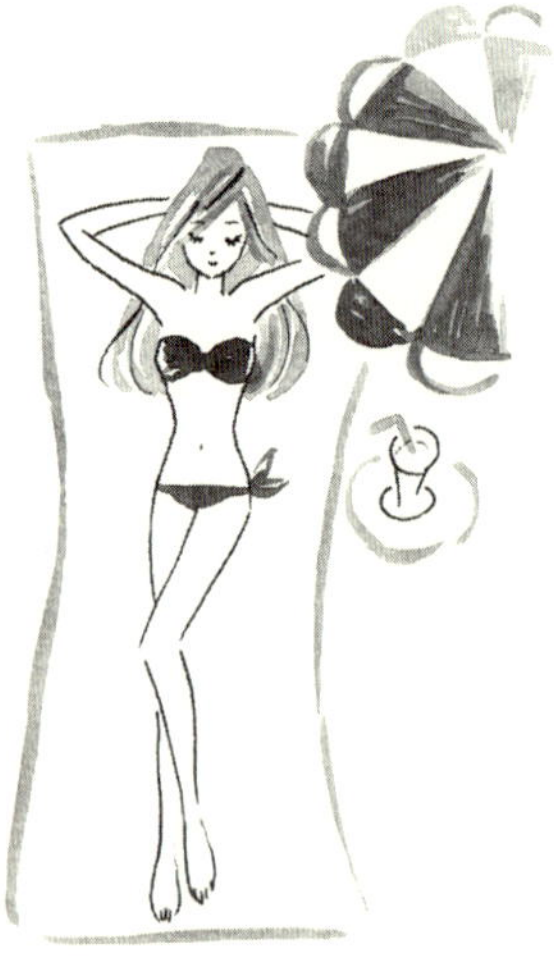

⑥アーシング

痛みや炎症が軽減し、よく眠れるようになるなどの効果があるとして欧米で注目されているアーシングは、絶縁体であるゴムやプラスチックの靴底のついた靴を脱ぎ、裸足で外を歩くというシンプルな健康法です。

アーシングに関する調査によると、あらゆる病気は慢性炎症が原因であり、慢性炎症とは体内の電子が不足することによって起こるとしています。そして、地球は無限の電子の供給源であることから、地球と直接触れ合うことで人体は大量の電子を受け取ることができるのです。

地球から電子を受け取ると、血流がよくなることもわかっています。可動電子は赤血球表面の電荷を増やし、赤血球同士の反発力を増加させます。すると血液の粘度が下がって循環がよくなり、心疾患も改善されます。

豊富な電子はエイジングの抑制にも効果があります。老化の原因とされるフリーラジカルは、安定した対の状態の電子ではなく、不安定な不対電子を持っているため、他の分子から電子を奪うことで安定しようとします。

分子が電子を奪われることを「酸化」と呼び、身体の錆びなどと表現され、老化を促進するといわれています。

ガーデニングで土に触れることや、大地に身体を埋める砂浴や土浴にも裸足で土の上を歩くのと同じ効果があります。砂浴や土浴は大地と接する面積が大きい分、デトックス効果も非常に高い反面、一度使った砂や土を使い回しする施設では効果が半減してしまいます。

⑦身体を休める

人間の身体は、「サーカディアンリズム（概日リズム）」とよばれる体内時計の働きによって、朝日が昇ると目が覚め、暗くなると眠くなるなど、体温や血圧、ホルモンの分泌を一定のサイクルに従って変動させています。この体内時計によると、早朝からお昼までは排泄、つまりデトックスの作用が活発になり、お昼から夜8時頃までは消化、夜8時から早朝は同

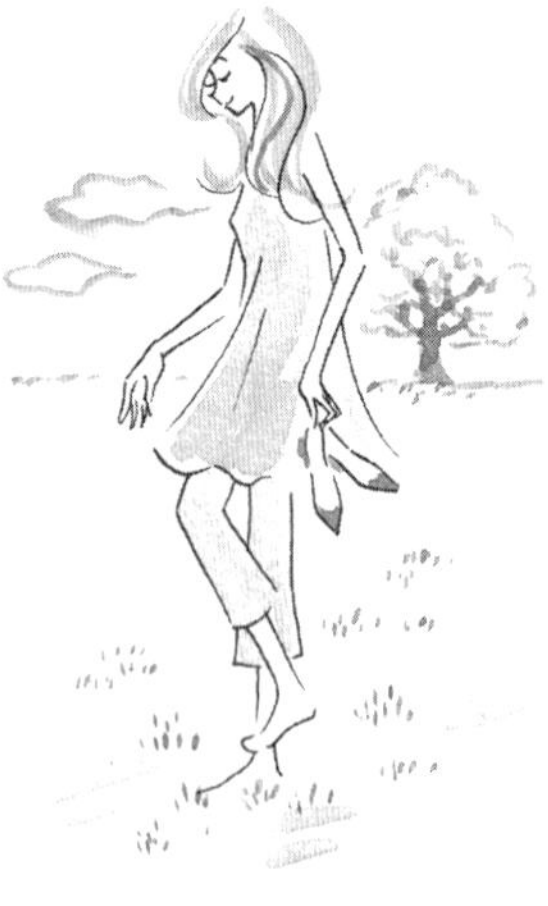

化の作用が活発に働きます。

サーカディアンリズムに従い、お昼まではできるだけ栄養を摂取しないこと、食事はお昼〜夜8時頃まで、それ以降はゆっくり休んで細胞が栄養を摂取することを助けるというのが理想的な食事のサイクルです。

このサイクルに逆らわないことに加え、通常の消化・同化の活動をいったん完全にストップするファスティングは、身体が解毒の作業に専念できる環境を整える絶好の方法です。消化や同化の時間帯にも排泄の作用が優性になり、デトックスが進むからです。

また空気のきれいな場所でのんびり過ごし、可能な限り一人になり、人との会話も最低限にし、テレビも観ないなど、肉体の活動を休むだけではなく、精神的なストレスも極力排除するとデトックスの効果が高まります。静けさの中で自分自身と向き合うことは、食との関係を見直し、ふだんの生活を振り返ることにもつながります。

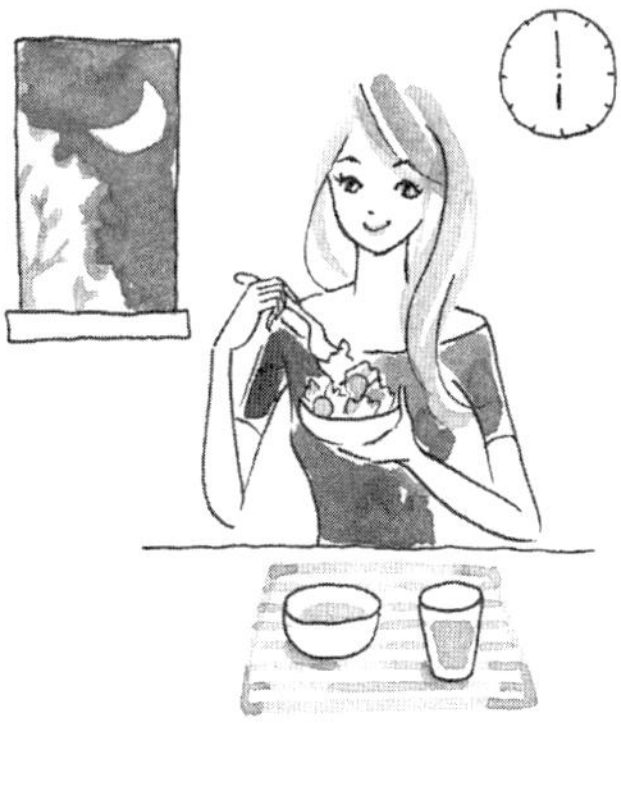

デトックス症状

ファスティングやジュースクレンズ中は、ふだんは同化の作業で忙しい身体の働きが切り替わり、異化の働きが優性になります。ふだんの身体の働きは受け取り、処理し、分別することですが、デトックス中は掃除し、除去し、修復し、再生させるのです。

体内に溜めこまれ、隔離されていた毒素が排泄される際は、再び血流に乗り、出口を求めて体内を動き回ります。その結果、肌荒れや湿疹、頭痛や炎症として現れます。下痢をしたり、痰や鼻水、体臭や口臭となる場合もあります。私が初めてファスティングした時はインフルエンザに罹患した時のように悪寒がし、関節が痛み、ひどい頭痛があり、お手洗いに行くために起き上がるのがやっとという経験をしました。今考えれば、それらはすべてデトックスに伴う症状だったのです。

吐き気もよくあるデトックス症状で、ふだん過食している場合に経験する人が多いようです。オーバーワークになっている胃壁は荒れているため、食べものが入ってこなくなると始まる、再生のプロセスに伴う症状だと考えられています。

私自身、数日間のファスティング中に吐き気が止まらなかった経験があります。最後の食事をしてからかなり長い時間経った後も、胃の中には消化しきれなかった食べもののカスのようなものが残っていることを実感しました。

ヨギは布を飲みこみ、引き出すことで胃の中を物理的に掃除するそうですが、この方法は私の経験からも非常に効果的だということがわかります。また嘔吐には発汗作用や、他のデトックス症状を軽減させる作用もあります。

ジュースクレンズによるデトックス症状は、ファスティングの場合よりずっと軽い症状ですみますが、どちらの場合も水分をたっぷりとって毒素を薄め、「異化を促すためにしたいこと」でお話しした方法をできる範囲で試してみるようにしましょう。

症状がどのようなものであれ、デトックスが起こっている証拠だと考えて、無理をせずゆっくりと休養して症状がおさまるのを待ってください。

デトックス症状として考えられる症状を『*Juice Fasting and Detixification*』より抜粋してご紹介します。

ふきでもの　湿疹　目やに　耳垢　涙　くしゃみ　舌苔《ぜったい》　吐き気　めまい　ほてり
疲労感　気管支炎　ぜんそく　頭痛　脱力感　熱　下痢　筋肉痛　口臭　鼻づまり
鼻水　不整脈　月経不順

自然寛解とクオンタムリープ

量子力学の世界では、原子や分子の中の電子が、あるエネルギーレベルから別のエネルギーレベルにジャンプする現象（クオンタムリープ、量子跳躍）が知られています。

自然寛解とは、医療的な措置を受けずに病気の症状や腫瘍が消失することで、この現象も身体というマクロの世界で起こるクオンタムリープではないかと考えられています。

医療ではなくセラピーやエネルギーワークの現場では、非常に短い時間のうちに症状が改善するケースは珍しくないようで、その現場を目撃したセラピストは、深いレベルの意識の変容が劇的な改善のスイッチになっているとしています。

私はオルタナティブ栄養学を学びましたが、個々の栄養素が体内でどのような生化学的反応をするかという、一般的な見解はあまりあてにならないと考えています。身体の働きというのはもっと全体的なもので、心の状態、ストレスによる影響、信念など、食事による栄養素以上に大きな影響を与える要因がいくつもあるからです。

こうした考え方の根底にあるのは、人間の身体は肉体だけではなく、複数の階層から構成されていること、そして基盤となるのは肉体ではなく「エネルギー体」と呼ばれる目に見えない身体のほうだという感覚です。

「治療していないのに病気が治ってしまうのは、肉体がクオンタムリープを経験し、何かの拍子に病気のおおもとになっている階層にアクセスし、エネルギー的な変容が起こった結果である」。エネルギー医学の分野では、このように考えられています。

恐れとの付き合い方

ナチュラルハイジーンでは、すべての病気の原因は血液の汚れだと考えますが、なぜ血液が汚れてしまったのかといえば、その原因は主に食生活の乱れです。

それではなぜ食生活が乱れたのかというと、日々の忙しさにかまけて食事にまで気が回らなかったり、自分自身を大切にする心の余裕が失われ、日々丁寧に生活することができなくなってしまったため、満腹にさえなればよいという気持ちがあったからでしょう。

病気に限らず、人生におけるさまざまな問題の原因を遡っていくと、必ずといっていいほど「恐れ」の感情に遭遇します。恐れという感情は、根源的で、誰にでもある、非常にやっかいなエネルギーです。

実は、体調を崩していた当時の私は、夜中にふと目が覚めるとコントロールできないほどの激しい不安に駆られることが頻繁にありました。しかし、食生活を改善して体調がよくなると、いつの間にか強い不安を感じることがなくなっていることに気づいたのです。

三次元という物質の世界に、肉体をまとって存在することには、とても大きな恐怖が伴います。その恐怖とうまく付き合えるようになることは、人間に生まれてきた本質的な目的の一つなのかもしれません。

実はある時、高次元の自分から、次の生のイメージをちらっと見せてもらったことがあります。地球ではない別の世界で自身の役割を果たすために、三次元の地球で肉体を持ち、根源的な恐怖と向き合ってできる限り解消しておくことが、今生の課題の一つのようです。

郵便はがき

恐縮ですが切手をお貼りください

1070062

東京都港区南青山5-1-10
南青山第一マンションズ602

株式会社 ライトワーカー

愛読者カード係 行

フリガナ		性別
お名前		男・女
年齢	歳	ご職業
ご住所	〒	
電話		
FAX		
E-mail		
お買上書店	都道府県　市区郡　書店	

ご愛読者カード

ご購読ありがとうございました。このカードは今後の参考にさせていただきたいと思いますので、アンケートにご記入のうえ、お送りくださいますようお願いいたします。

●お買い上げいただいた本のタイトル

●この本をどこでお知りになりましたか。

1. 書店で見て
2. 知人の紹介
3. 新聞・雑誌広告で見て
4. DM
5. その他（　　　　　　　　　　　　）

●ご購読の動機

●この本をお読みになってのご感想をお聞かせください。

●今後どのような本の出版を希望されますか？

購入申込書

本と郵便振替用紙をお送りしますので到着しだいお振込みください（送料をご負担いただきます）

書　籍　名	冊数
	冊
	冊

●弊社からのDMを送らせていただく場合がありますがよろしいでしょうか?

□はい　　□いいえ

第6章 デトックスプラン

プランを立てる

水だけ飲む、一切のカロリーを摂取しない本来のファスティング（ウォーターファスティング）にせよ、コールドプレスジュースを飲んで行うジュースクレンズや、フルーツだけを食べるフルーツクレンズにせよ、基本的なやり方は同じです。

だいたいの日数を決め、日数に応じた準備食と回復食（後ほどお話しします）を計画し、デトックスしやすい生活環境を整えてあげればよいのです。

デトックスを促すために大切なのは、消化器官を休め、身体の負担になることをできるだけ避けることによって、エネルギーの余剰をつくり出すことです。できれば一人で静かに過ごし、テレビ番組を観るといった刺激も避け、心を穏やかにして自分自身と向き合う時間をとるようにしてください。

気をつけていただきたいのは、「丸1日コールドプレスジュースだけを飲む」というだけでは、せっかくのクレンズの効果が限定されてしまう点です。クレンズ中の精神状態まで考慮し、前後の期間も含めた計画を事前に立てておくことが、デトックスの効果を左右することを忘れないでください。

準備の一つとして、なぜデトックスする

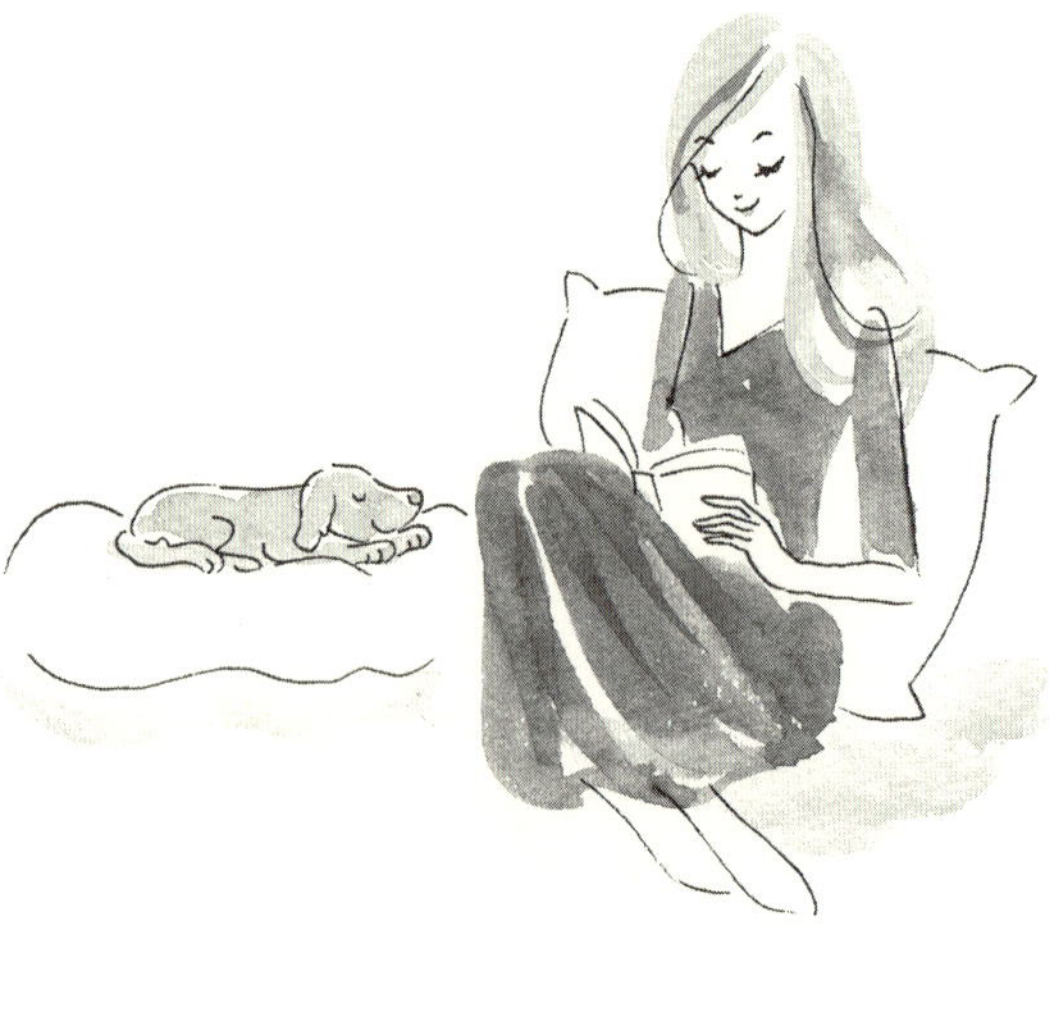

のか、その目的を明確にしましょう。目的といっても「〇〇kg痩せる」といった表面的な目標ではなく、なぜ痩せたいのか、痩せてどんな自分になりたいのか、デトックスすることによって本当に得たいものは何なのかといった、さらに奥にある望みや願望を自分自身に問いかけてみましょう。

第2章で「意識は波であり、肉体に具体的な影響を与える」とお話ししましたが、デトックスの効果を高めるためには、その「意識」をうまく利用する必要があります。目的をはっきりさせ、イメージをつくるのもその方法の一つです。

デトックスに適したタイミング

効果的なデトックスのためには、タイミングを選ぶことも重要です。どれだけ深いデトックスになるかは、何日間といった時間の長さだけではなく、どれだけのエネルギーをデトックスにふり向けることができるかという「深さ」も重要なのです。

その意味で、肉体的、感情的、精神的に大きな負担がある時は、適切なタイミングとはいえません。ごく軽い、消化のよいジュースという食事をしてエネルギーを節約したのに、精神的に大きなストレスを受けるのでは、ヒーリング効果が帳消しになってしまいます。

感情と肉体は密接に関わっています。心を乱されるような出来事に遭遇すると筋肉は緊張して固くなり、アドレナリンが分泌され、心臓の鼓動が早くなって血圧が上がります。このような時に、ヒーリングは起こりません。


忙しい現代の私たちが、デトックスのためにまとまった時間をとることは難しいのが現状ですが、心身ともにくつろぎ、のんびりできる週末や休暇中にデトックスのプランを立てることはとても大切です。

また女性なら生理や排卵の時期は食欲が増し、気分の浮き沈みもあります。食欲が落ち着き、気分的にも充実したタイミングを選ぶとデトックスしやすいでしょう。


バイオダイナミック農法（ビオディナミ。シュタイナーが提唱）やスパゲリック法（中世の錬金術師パラケルススが生み出した）など、天体のリズムを植物の栽培に役立てる手法があることを考えると、人間の身体も宇宙のリズムとシンクロしていても不思議ではありません。

下弦の月の時期は、「手放す」エネルギーが高まるため、ダイエットやデトックスに向いているといわれています。女性の生理の周期や、それに伴う体調や気分の変化を把握した上で、月のリズムを上手に利用するのも良い方法です。

寒い季節はデトックスに最適とはいえません。食べものは体内で熱を生産していますから、その燃料が体内に入ってこなくなると、身体が冷えたように感じるからです。逆に、暑くも寒くもない時期なら体内に熱をつくり出したり、逆にクールダウンする必要もありませんから、デトックスに適しているといえます。

とはいえ、大切なのは内側から湧き上がる直感に従うことです。ストレスを避け、日常生活から少し距離を置き、気分の浮き沈みを経験することなくゆったり

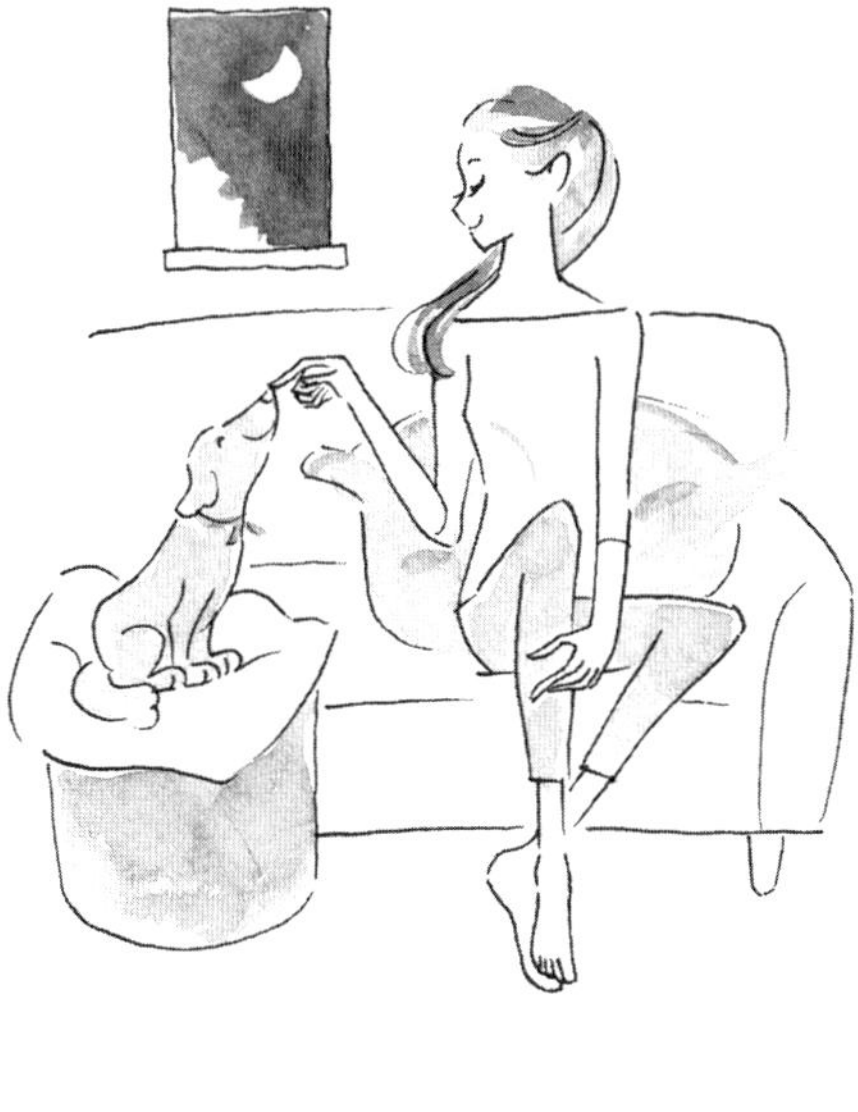

と過ごせる時間を確保して、デトックスに臨んでください。

プレクレンズが必要なわけ

プレクレンズとは、ファスティングやジュースクレンズに入る前の準備期間のことです。急激な食生活の変化は身体にとって負担になりますから、ショックを和らげ、デトックスが起こりやすい状態に身体の働きを導くプロセスだと考えてください。

プレクレンズに必要な期間はデトックスの日数にもよります。週末1日だけのジュースクレンズなら前日の夕食を軽くすませるだけでもOKですし、本格的なウォーターファスティングをするならもう少し時間をとり、ゆるやかにシフトすると、デトックスの効果が高まります。

プレクレンズに適した食事はスムージーやフルーツ、サラダや野菜スープです。モノダイエット（1種類の食べものだけを食べること）もプレクレンズに適しています。

たとえば、ジュースクレンズの前日の夕食はバナナを3本くらいにするとか、ファスティングの前日は丸1日リンゴだけを食べるなどがモノダイエットの例です。モノダイエットはそれだけでも高いデトックス効果がありますから、ふだんの食生活にとり入れるのもおすすめです。

バナナやリンゴに限らず、デトックス効果の高い柑橘系のみかんやオレンジ、グレープフルーツ、またブドウも、モノダイエットに適しています。これに限らず、季節に応じて手に入りやすいフルーツをモノダイエットに利用してください。身体を慣らすと同時に、デトックス期間を長くとることにもなります。

トマト、ピーマン、ジャガイモ、ナスといったナス科のフルーツ（種のあるもの）や野菜は、わずかな毒性があるためモノダイエットには向きません（ふだん食べる程度の量であれば、プラスの作用のほうが大きいといわれています）。

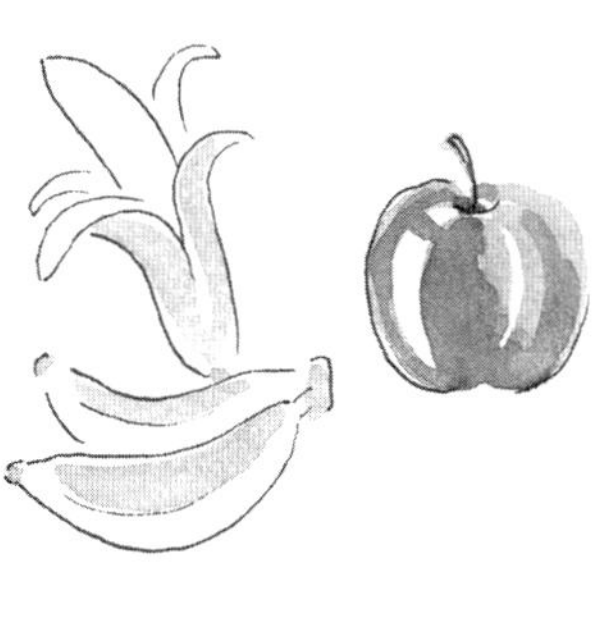

また低血糖症の方は、フルーツのモノダイエットを避けたほうが良い場合があります。フルーツはデトックス効果が非常に高い低GI食品で、糖代謝に問題のない健康な人であ

れば、血糖値を上げることはありません。実際、フルーツクレンズには低血糖を緩和させる効果もあるのですが、すでに低血糖の症状があるなら、フルーツより野菜を選択するほうが安全です。

1食か2食、食事を摂らないこともプレクレンズになります。

アフタークレンズが必要なわけ

ファスティングやジュースクレンズにおいてもっとも難しく、かつ重要なのが、アフタークレンズ（回復食）です。食べない生活から食べる生活への切り替え期は食欲のコントロールが難しく、空腹感にまかせてすぐに消化の悪いものを食べてしまいがちだからです。しかしそれでは、せっかくのデトックス効果を帳消しにしてしまいます。

アフタークレンズの基本は、少量の消化のよいものから食べはじめ、徐々に量とバラエティを増やしていくことです。この鉄則をきっちり実行するには、目的を明確にすることを含めた事前の計画と準備が不可欠です。結婚式などのイベントに向け、心身ともに最高の状態でその日を迎えたいといった目的がある場合は特に、アフタークレンズの期間を十分に計算して、計画を立てましょう。

ウォーターファスティングに挑戦する場合は、特に事前の準備が大切です。ウォーターファスティング中は食事というエネルギーが一切補給されないため、ふだん通りの生活ができません。また、ふだん不摂生している場合は特に、デトックス症状が強く出てしまうこともあります。自宅で行うなら誘惑も多く、回復食をうまくコントロールするのは至難の業です。

私自身は、ウォーターファスティングをするなら専門家のいる施設に宿泊し、回復食まで管理してもらうようにしています。とはいえ日本にはウォーターファスティングをさせてくれる施設があまり多くありません。また、ウォーターファスティングはできてもアフタークレンズの面倒をみてくれないなど、すべての面を考慮してみなさんにおすすめできる施設がなかなかないのが残念です。

アフタークレンズのプロセス
ステップ1　食べることの感動を味わう

デトックスにおいて特に重要なアフタークレンズについて、ステップごとにお話ししていきたいと思います。

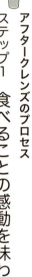

アフタークレンズの最初のプロセスは、何も食べず水だけ飲む、もしくはジュースという液体だけの食事から、繊維質の含まれた、固形の食事に身体を慣らしていく段階です。ウォーターファスティングならジュースから、ジュースクレンズならスムージーやフルーツ、サラダから食べはじめ、徐々に量を増やしていきます。アーモンドミルクはタンパク質と脂質が豊富で、クレンズ中に飲むには栄養価が高すぎますが、アフタークレンズには適しています。

フルーツの中でもスイカやメロンなど特に消化のよいフルーツは、最初に食べる固形の食事として適切です。グレープフルーツやオレンジ、ブドウやリンゴ、梨などもよいでしょう。

バナナはフルーツの中でもでんぷん質が多いですから、食べるなら茶色い斑点のあるよく熟したものを、他のフルーツと一緒にスムージーにします。

サラダを食べる場合は、ナス科のトマトやキュウリ、ピーマンなどではなく、レタスやスプラウト（ブロッコリースプラウトやアルファルファ）がおすすめです。トウミョウなど豆のスプラウトは、成分も豆に近くタンパク質が多く含まれています。ウォーターファスティング後は特に、最初の食事としては少々負担になるかもしれません。


食べないことを経験した後の食事は、一本のスプラウトにも、ひと房のみかんにも大きなエネルギーが含まれていることを実感できる、とても貴重な機会です。ほんのひとくちでも食べるとすぐ身体の内側がじんわりと温かくなり、体内でエネルギーが生産されているのがはっきりわかります。

「フルーツは身体を冷やす」と考えるのはこのような体験をしたことがないか、ふだんからごちそうを食べ過ぎているため、食べもののエネルギーを敏感に感じとる力が失われてしまっているからです。

食べるという当たり前の行為から、これまでに味わったことのない、いいようのない感動を得ることのできるこのプロセスでは、当たり前のことなど一つもなく、この世界のすべてが奇跡だと実感できるでしょう。

このような感覚をしっかりと味わい、記憶にきざみ込んで忘れないようにするためにも、クレンズ後すぐに通常の食事に戻るのではなく、ゆっくりと元の食事に戻るようにしましょう。

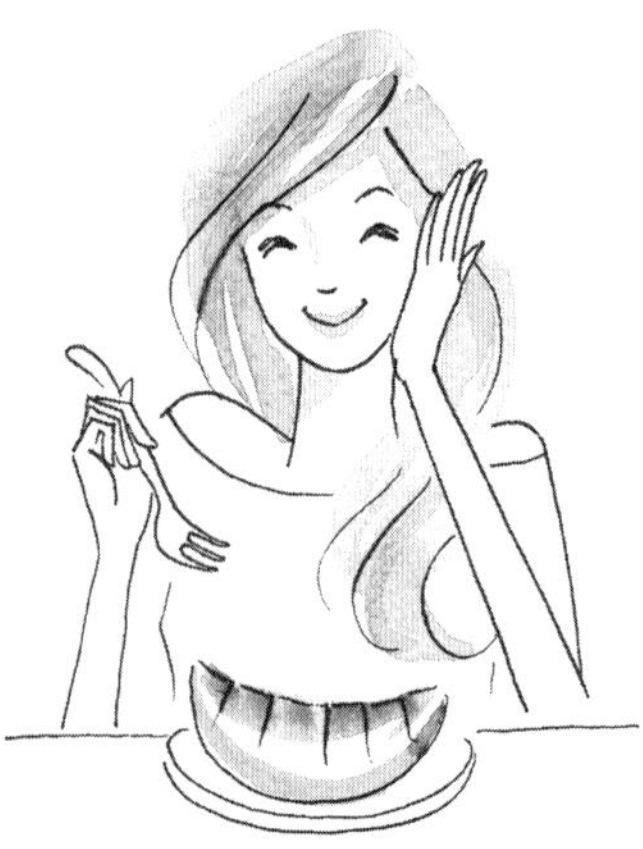

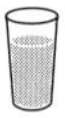

アフタークレンズのプロセス
ステップ2　食べた時の体感を観察する

フルーツやサラダなど水分の多いものから、アボカドやオリーブなど脂質の多いもの、味噌汁や野菜スープなどの加熱食を摂り始めるのが、アフタークレンズの次のプロセスです。デトックス中に優性になっていた異化の働きを通常の同化の働きに戻していきますが、この時期に何をどう食べたかによって、デトックスの効果には大きな差が生まれます。どんなものを食べた時にどんな体感があるか、感覚が鋭くなっているこの時期にしか感じない微妙な差を意識的に感じてみてください。

この感覚を自分の中で整理し、データベース化しておくと、その時々の体調に合った食べものを選択できるようになるため、とても便利です。こうして身体の感覚と食との関係を結び直すことが、自分自身とのつながりを深めていくための入り口になります。

世の中には星の数ほどの健康法があり、たくさんの専門家がたくさんの食事法を提案しています。その中からどれを選択し、調整を加え自分のものにしていくかは、結局のところ自分の身体と相談するしかありません。その際に基準になるのが、アフタークレンズで構築した体感のデータベースです。

これは私の個人的な感覚ですが、フルーツからは今にも妖精がとび出してきそうなきらめきを感じたり、野菜からは骨のイメージを受け取ったり（カルシウムが豊富だからでしょうか）、牛肉の表面にはペンキで塗られたような毒々しい色を感じたこともあります。

みなさんもそれぞれ、自分の身体が求める食べものについて、独自の感覚を通じて情報を得ているはずです。手に持った時の感じや香り、色から何かを感じ取ることがあるかもしれません。ぜひそういった感覚を大切にし、深めていってください。

アフタークレンズのプロセス
ステップ3　食生活をデザインし直す

アフタークレンズの最後のプロセスでは、食べるもののバラエティを増やしていきます。ナッツやシードといった脂質の多いものや、サツマイモやカボチャ、ジャガイモなどのデンプン質のもの、穀物ならキヌアや蕎麦など消化のよいものを加えます。

砂糖、人工調味料、着色料や保存料、揚げ物やお菓子に含まれるトランス脂肪酸は避けるようにします。ファスティングやジュースクレンズで内臓を休めた後は、栄養素の吸収がよくなっているため、いつも以上に添加物に対して身体が敏感になっています。これまでは気にとめていなかった軽いアレルギーに気づくこともあるかもしれません。

食事の幅を増やすこのプロセスでは、取捨選択を行います。以前は何の疑問も持たずに食べていたものを「食べないものリスト」に加えるかどうか判断するのです。クレンズの目的がお菓子断ちや小麦粉断ちである場合は特に、これから先それを食べなくても問題ないかどうか自分自身に問いかけてみます。

チョコレートがやめられない、パンやパスタが大好き、揚げ物や油っこいものに目がないなど、特定の食べものを食べ過ぎてしまう裏には、必ずと言っていいほど心理的な要因が隠れています。ですからたとえば、「これからお菓子が食べられなくなるけどいい？」と問いかければ、おそらく抵抗を感じるでしょう。その時、その抵抗感はどこから生まれているか、よく感じてみてください。感情でしょうか、マインドでしょうか、それとも身体でしょうか。

もし身体からの抵抗を感じるなら、生理機能がその食べものがないといられない状態になってしまっている（中毒している）か、逆にその食べものに含まれる栄養素が不足していることが考えられます。

感情的な依存がある場合もあるでしょうし、何らかの理由があってマインドがその食べものを必要としていることもあるでしょう。

こうした感覚を手がかりに、もう自分には必要ない食べものや、逆に食べる量を増やすものを判断していきます。感情やマインドが関わっている場合の対処法について、今回はご紹介しませんが、食行動にはさまざまな要因が関係していることを、まずは知っていただきたいと思います。

デトックスプランを立ててみよう

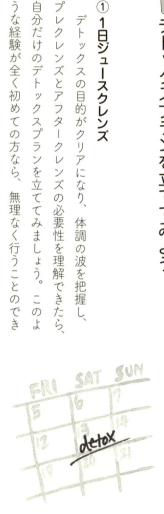

① 1日ジュースクレンズ

デトックスの目的がクリアになり、体調の波を把握し、プレクレンズとアフタークレンズの必要性を理解できたら、自分だけのデトックスプランを立ててみましょう。このような経験が全く初めての方なら、無理なく行うことのでき

る1日のジュースクレンズから試してみてはいかがでしょうか。

1日ジュースクレンズでは、週末のうちどちらか1日をクレンズデーとし、前後1日ずつをプレクレンズとアフタークレンズにあてます。プレクレンズではクレンズデーの前日の夕食をフルーツやサラダで軽くすませ、クレンズの翌日はお昼までアフタークレンズし、夕食から通常の食事に戻ります。

ジュースクレンズが初めての方は特に、身体の感覚や気持ちの変化を丁寧に拾い、観察して記録しておくようにします。その際、思考や感情が「食べたい」と思っているのか、肉体感覚としての「本物の空腹」があるのか、その違いを感じ分けたり、食べたいという気持ちがどのように変化するか観察してみてください。

②2日間のジュースクレンズ

2日間のジュースクレンズでは、週末2日間をクレンズデーとし、1日ジュースクレンズ同様、金曜日にプレクレンズを、月曜日にアフタークレンズを行い、月曜日の夕食から通常の食事に戻ります。

通常の食事に戻るとはいえ、せっかく2日間デトックスするのですから、クレンズ後の食生活は以前より軽くなるようなプランを立てることで、デトックス効果を積み重ねてください。2日間のジュースクレンズで大きなデトックス効果とダイエット効果が期待できるわけではありませんが、胃腸を休ませるには十分な時間です。それまでより少ない食事で満足できるようになるはずです。

年末年始のイベントで外食が重なったなど、食べ過ぎモードを調整したい場合にもおすすめです。

③ 3日間のジュースクレンズ

3連休を利用して3日間ジュースクレンズする場合は、本を読む、DVDを観る、瞑想する、日記を書く、散歩をするなど、一人で充実した時間を過ごせるような計画を立てておきましょう。散歩をするなら、人通りが多くてレストランやコンビニのあるルートではなく、静かで緑の多いルートをあらかじめ選んでおきます。

1日、2日間のクレンズの場合と同じく、前後1日ずつをプレクレンズとアフタークレンズにあてます。

3日間ジュースクレンズすると、ウォーターファスティングで経験するのに近い、感覚の鋭敏さを感じることもできます。またアフタークレンズでは、ふだん何気なく食べている食事がどれほど楽しく幸せな経験であるかに気づくことができるでしょう。

アフタークレンズがとても重要ですから、事前にしっかりと計画を立てておきます。連休明けに会社に出勤する場合も、コールドプレスジュースやスムージーを持参したり、コンビニでバナナを買って食べるなど、すぐに元通りの食生活に戻ってしまわないようにします。夕食はサラダやスープなどにし、すぐに穀物や油っこいものを食べないようにしましょう。

生活全体を見直すきっかけがほしい時や、ジャンクフードへの中毒傾向をリセットしたい場合におすすめしたいのが、この3日間のジュースクレンズです。

30代後半で私が経験したように、いったん体重が増えると元に戻りにくくなった、疲れがとれにくいといった体調の変化は、加齢による代謝や栄養素の吸収率の低下に、食事の内容が追いついていないことが原因かもしれません。中年と呼ばれる年齢になりそのようなサインがあるなら、消化がよく身体の負担にならず、カロリーは低い反面、ビタミンやミネラルをたっぷり含んだフルーツや野菜の割合を増やすよう、食生活を調整する必要があります。

そうした身体の状態に合わせ、デトックス後の食生活をデザインしてください。

④ 24時間、36時間ファスティング

24時間のファスティングは、日常生活のリズムを邪魔することなく行うことができ、習慣化してしまえばそれほど難しくないデトックス法です。たとえば金曜日の夕食は摂らず、土曜日の日中は食事をしないで過ごした後、軽めの夕食を摂るようにします。

もう少し長くできそうなら、金曜日の夕食を摂らない、またはコールドプレスジュースだけにし、土曜日は丸1日ファスティング、日曜日の朝からアフタークレンズを始めれば、約36時間ファスティングすることができます。土曜日の夜は早めにベッドに入り、たっぷり睡眠をとると、日曜日の朝は気持ちよく目覚めることができ、軽い朝食がとてもおいしく感じられるはずです。

36時間というととても長いように感じるかもしれませんが、2日分の睡眠時間が含まれていますから、デトックスは睡眠中に活発になることを考えると、非常に効率的なデトックス法なのです。

このように、1日程度のファスティングはそれほど難しいことではありません。でももしこれを月に2回、または毎週必ず行うことができたなら効果は絶大です。年間にすると25日から50日もファスティングすることになるのです。

1日から数日のファスティングは、過食やお菓子をはじめとするジャンクフードへの強い欲求など、好ましくない食生活を断ち切るのにも最適な期間です。

きっとみなさんも経験があると思うのですが、誕生日や結婚式などのお祝いごとがあるとつい食べ過ぎてしまい、その後も元の食生活に戻るタイミングを逸してしまいがちです。このような場合にも短期間のファスティングを行えば、クセになりかかった過食傾向をリセットすることができます。

デトックスプラン・チャート

1日ジュースクレンズ

<table>
<tr><th></th><th>Day1
プレクレンズ</th><th>Day2
ジュースクレンズ</th><th>Day3
アフタークレンズ</th></tr>
<tr><td>朝食</td><td rowspan="3">ふだんどおり</td><td rowspan="4">グリーンジュース
2ℓ程度を
6～7回に分けて</td><td>スムージーや
フルーツ</td></tr>
<tr><td>ランチ</td><td>フルーツ、サラダ、
スープなど</td></tr>
<tr><td>間食</td><td rowspan="2">ふだんどおり</td></tr>
<tr><td>夕食</td><td>サラダ、スープ、
モノダイエットなど</td></tr>
</table>

2日間のジュースクレンズ

<table>
<tr><th></th><th>Day1
プレクレンズ</th><th>Day2
ジュースクレンズ</th><th>Day3
ジュースクレンズ</th><th>Day4
アフタークレンズ</th></tr>
<tr><td>朝食</td><td rowspan="3">ふだんどおり</td><td rowspan="4">グリーンジュース
2ℓ程度を
6～7回に分けて</td><td rowspan="4">グリーンジュース
2ℓ程度を
6～7回に分けて</td><td>スムージーや
フルーツ</td></tr>
<tr><td>ランチ</td><td rowspan="2">フルーツ、サラダ、
スープなど</td></tr>
<tr><td>間食</td></tr>
<tr><td>夕食</td><td>サラダ、スープ、
モノダイエットなど</td><td>スープ、
加熱した野菜</td></tr>
</table>

3日間のジュースクレンズ

<table>
<tr><th></th><th>Day1
プレクレンズ</th><th>Day2
ジュースクレンズ</th><th>Day3
ジュースクレンズ</th><th>Day4
ジュースクレンズ</th><th>Day5
アフタークレンズ</th></tr>
<tr><td>朝食</td><td>グリーンジュース</td><td rowspan="4">グリーンジュース
2ℓ程度を
6～7回に分けて</td><td rowspan="4">グリーンジュース
2ℓ程度を
6～7回に分けて</td><td rowspan="4">グリーンジュース
2ℓ程度を
6～7回に分けて</td><td>スムージーや
フルーツ</td></tr>
<tr><td>ランチ</td><td rowspan="2">ふだんどおり</td><td rowspan="2">フルーツ、サラダ、
スープなど</td></tr>
<tr><td>間食</td></tr>
<tr><td>夕食</td><td>サラダ、スープ、
モノダイエットなど</td><td>スープ、
加熱した野菜</td></tr>
</table>

24H ファスティング

	Day1	Day2	Day3
朝食	ふだんどおり	—	ジュース、スムージー、フルーツなど
ランチ	サラダ、スープなど		ふだんどおり
間食			
夜食	—	ジュース、スムージーなど	

36H ファスティング

	Day1	Day2	Day3
朝食	ふだんどおり	—	ジュース、スムージー
ランチ	フルーツ、サラダ、スープなど		フルーツ、サラダ、スープなど
間食			
夜食	—		ふだんどおり

1日おきの24H ファスティング

	Day1	Day2	Day3	Day4	Day5
朝食	ふだんどおり	—	ジュース、スムージー	—	ジュース、スムージー
ランチ	フルーツ、サラダ、スープなど		ふだんどおり		ふだんどおり
間食					
夜食	—	フルーツ、サラダ、スープなど		フルーツ、サラダ、スープなど	

毎日プチファスティングするプラン（食事時間を6時間に制限）

朝食	—
ランチ	—
14時〜	グリーンジュース
間食	グリーンスムージー　バナナやナッツ
夜食〜20時	野菜＋タンパク質 or 野菜＋穀物

大幅なダイエットを目的としたプログラム

短期間にたくさん体重を落としたい方におすすめしたいのは、24時間のファスティングを1日おきに繰り返す方法です。この方法だと食べる回数が半分になり、消化器官を休ませデトックスしながら、体重も確実に落とすことができます。1日おきが難しければ、2日おき、3日おき、週に1度など、体調やスケジュールと相談しながらできる範囲で定期的にクレンズしてください。

24時間ファスティングとジュースクレンズを組み合わせるのもおすすめです。週に1度もしくは2度、24時間のファスティングを行いながら、ファスティングをしない日の朝食をコールドプレスジュースやスムージーで置き換えるなど、軽めの食生活を習慣にします。ふだんから頻繁にジュースクレンズを行い、少ない食事で満足できるよう体調を整えておくと、免疫力が上がるだけでなくアンチエイジング効果も絶大です。

いずれにせよ食は習慣ですから、慣れてしまえば何ということはありません。自分のものになった習慣は、特別なことをしていると意識することなく実践することができます。

サンプルプログラム①
～3か月で5kg体重を落とし、その後もリバウンドしないためのプログラム～

以前と比べ大幅に体重が増えてしまったという場合、数か月～数年という時間をかけて少しずつ脂肪が蓄積されています。自分の身体の一部になってからそれだけの時間が経っているものを、2週間や1か月という短時間でどうにかしようとするのには無理があります。

体重を増やしてしまったきっかけは、仕事や人間関係のストレスなどによって食生活が乱れ、元に戻すタイミングがないまま乱れた食生活が当たり前になってしまったことかもしれません。または、エイジングによって代謝が落ちているのに、若い頃と同じ食生活を続けているからかもしれません。いずれにせよ、それなりの時間をかけ、じっくりと取り組んでいきましょう。

2、3kg程度の調整ではなく、5kg、10kgといった大幅な体重減をめざす場合、ファスティングを行ってそれまでの食生活をリセットした後、心理面含め、食との関係を見直し、新たな食生活を再スタートするのが効果的です。

身体は「太る」「痩せにくい」というサインを出すことによって、あなたに意識を向けてもらいたい、何かを改善してもらいたいのです。心身両面のデトックスを行って、こうしたサインを察知できる状態をつくった上で、自らデザインした食生活を新たに始めるようにしてください。

3か月で5kgの減量を目標とするなら、24時間のファスティングと1~2日のジュースクレンズを1週交代で行い、そのたびに以前より少しずつ軽い食事へとシフトしていきます。30代半ば以上なら最終的には朝食は摂らず、ランチも軽めの食生活が習慣になるようプランを立て、その後も定期的にファスティングやジュースクレンズをすれば、一生リバウンドすることはありません。

サンプルプログラム②
～過食傾向をリセットする～

年末年始やお誕生日の前後などは、過食が続いてしまうことがあります。1年中節制ばかりしていられるわけではありませんし、手料理に込められた愛情を受け取ることや、一流のシェフによる創造性に溢れたお料理から刺激を受けることも、豊かな人生を送るために欠かせない要素です。

ただ、1年中ごちそうを食べ続けてよいわけではありません。ふだんは節度あるシンプルな食生活をしているからこそ、イベントの際のごちそうをより楽しむことができると、私は考えています。

イベントが重なり過食傾向が続いたとしても、その期間はせいぜい数週間のはずです。だとしたら、その傾向をリセットするために必要な期間もそれほど長くはありません。

たとえばお正月休み最終日に24時間ファスティングを行い、仕事始めには朝食を食べずゆとりを持って出勤します。ランチはサラダやお蕎麦で軽くすませるようにし、その後も可能であればこのような食生活を習慣にします。

こうすれば、過食気味だったホリデーシーズンから通常モードに切り替えることができます。

サンプルプログラム③
～プチファスティングに、ジュースクレンズとフルーツクレンズを組み合わせ、日常的にデトックス～

この何年か私が実践している食事法をご紹介したいと思います。

食事をする時間を1日のうち6～8時間程度に制限し、あとは何を食べてもよいというプチファスティング（8-hour diet や time-restricted diet、日本語では「8時間ダイエット」「時間制限ダイエット」などと紹介されています）には、ファスティングと同等の効果があるということが、さまざまな研究により明らかになっています。

このプチファスティングに、ジュースクレンズとフルーツクレンズを組み合わせたのが私の食事法です。

具体的なやり方をご説明しましょう。

まず、食事の時間は基本的に午後2時～8時の6時間とし、1日の食事を午後2時頃、グリーンジュースからスタートします。その後夕方までスムージーを飲んだり、バナナやナッツ、手づくりのロースイーツを食べ、夕食は早め（午後6時前後）に摂ります。

夕食は「野菜＋タンパク質」、もしくは「野菜＋穀物」というメニューにし、タンパク質と穀物を一緒に食べないようにします。タンパク質と穀物は同時に消化が進まないため、一緒に食べると消化不良による老廃物が蓄積してしまうからです。


この食事法は、見方によっては1日1食ととらえることもできるかもしれませんが、私にとってはジュースを飲むこともバナナを食べることも立派な食事であり、1日1食とは考えていません。平均的な食事量と比較すれば少食の部類かもしれませんが、ストレスなどによって身体への注意力が散漫になり、自分で決めたこのルールを無視した食生活をしていると、途端にスカートのウエストがきつくなり、歯や頭が痛くなったりと、身体から注意報が発せられます。私の身体にとっては、この食事法でも食べ過ぎのラインまでそれほど余裕があるわけではないのだと思います。

体調も体重も思考や感情も、この世界のすべてが常に変化しています。その揺らめきの中で一瞬一瞬の中にある調和に近づくのが、生きるということではないでしょうか。微妙なバランスを探すためには、集中力や研ぎ澄まされた感覚が必要です。デトックスすることによる内側からの浄化こそ、それを可能にしてくれる方法です。

第7章

症状別ジュースレシピ

アンチエイジング

年齢を重ねると代謝が落ち、栄養を吸収する力もだんだん弱くなっていきます。そのため、カロリーは控えめに、栄養素は以前より多めに摂取するよう心がけると、身体の機能の衰えをカバーすることができます。カロリー制限をすると寿命がのびるという研究結果が複数あることからも、食事の回数を減らし、ジュースに置き換えることは有効なアンチエイジング対策だといえます。

コールドプレスジュースは消化も吸収もよく、フルーツや野菜の栄養素を損なうことなく摂取できますし、フルーツの持つ色の成分やファイトケミカルは、さまざまな代謝機能をサポートしてくれます。

色の鮮やかなフルーツや野菜には、抗酸化物質がたくさん含まれています。
ジュースにおすすめの食材は、ニンジン、ブロッコリー、ケール、ピーマン、レッドペッパー、紫キャベツ、ビーツなどです。

⦿積極的に食べたいもの：抗酸化作用の高い、色の濃いフルーツや野菜
⦿できれば避けたいもの：肉や乳製品に含まれる動物性脂肪

ジュースレシピ

- ハッピーエイジングをサポート
ブロッコリー1株、**パセリ**5本、**ニンジン**中3本
- 色のエネルギーをたっぷりいただく
紫キャベツ1／4玉、**レッドペッパー**大1個、**ビーツ**中2個

更年期障害

更年期障害は閉経前後のホルモンの乱れが原因です。生理の周期が変わることに加え、ほてりや気分のムラが代表的な症状です。

ストレスが症状を悪化させてしまいますから、ライフスタイルを見直し、できるだけストレスを感じる要素を排除したいところです。

人生のステージが変化することは、悲しむべきことではありません。経験を積み、以前はできなかったことができるようになったり、広い視野で世界を見ることができるようになった自分を肯定してあげるようにしたいものです。

ジュースにおすすめの食材は、ブロッコリー、ケール、キャベツ、パセリ、オレンジです。

◉積極的に食べたいもの：抗酸化作用の高いフルーツや野菜
◉できれば避けたいもの：肉や乳製品に含まれる動物性脂肪、カフェイン、砂糖、タバコ、アルコール

ジュースレシピ

・抗酸化作用たっぷり
ケール3枚、**キャベツ**中1／4玉、**ニンジン**中3本

・美肌
小松菜1／2袋、**パセリ**5本、**オレンジ**1個
＊小松菜に辛みがある場合は、使う量を減らしたり水で割って飲むなどして調節してください

生理不順

過度のストレスや運動のし過ぎ、血液やリンパ液の流れが滞ることによって起こります。社会人として生活していると、自分でも気づかないうちにストレスを溜めてしまっていることが往々にしてあります。緊張を強いている原因を完全に取り除くことは難しいかもしれませんが、自分自身を少し離れた視点から俯瞰《ふかん》し、その原因が認識できるだけでも、

身体への負担はずいぶん減るはずです。また食との関係性を見直し、負担の少ない食事を心がけるなど、ご自分を労わってあげてください。

ジュースにおすすめの食材は柑橘類、ベリー類、ビーツ、葉野菜、ニンジンです。

⦿積極的に食べたいもの：ベリー類やアブラナ科の野菜、ブロッコリーや豆腐のカルシウム、白身の肉や魚のタンパク質と植物性タンパク質のバランスをとる

⦿できれば避けたいもの：精製食品、砂糖、カフェイン

ジュースレシピ

- **自分を労わる**
ビーツ小1個、**ニンジン**中2本、**オレンジ**1個
- **酸味とほろ苦さで気分もすっきり**
ケール3枚、**三つ葉**1束、**グレープフルーツ**1個

不妊—女性

年齢、膣や子宮、卵巣の健康状態、甲状腺の機能、食事による栄養、ストレスが、妊娠と関わっています。まずは母体が健康であることが、妊娠するための前提条件です。妊娠の少なくとも数か月前から、母体を健やかに保ちたいところです。

食べもの全体をいただくホールフードや、新鮮で自然な食事からビタミンやミネラルをたっぷり摂るとともに、第5章でご紹介した異化を促す方法をお試しください。

⦿積極的に食べたいもの：ホールフード、抗酸化作用の高いフルーツや野菜、ナッツやシード、葉酸の豊富な食べもの

⦿できれば避けたいもの：酸を生成するもの（肉や魚、穀物、チーズ、卵、お茶やコーヒー、アルコール）、精製した小麦粉、砂糖、タバコ、食品添加物

ジュースレシピ

・ピンク色のエネルギーを味方にして
レッドペッパー大1個、**ビーツ**小1個、**ザクロ**1個分（なければオレンジ）

・身体を温める
春菊1/3袋、**ショウガ**1片（親指大）、**みかん**（皮のまま）2個

不妊―男性

精子の数が少ないことや、逆に精子が多すぎて十分に活動できないことが、男性の不妊の原因です。ホルモンバランスの乱れやストレス、栄養素の不足が原因と考えられています。

農薬や化学物質に含まれる環境ホルモンによって、精子の数が減っているとする調査報告もあります。

男性にとって社会生活は重要な自己実現の手段かもしれませんが、少し視点を変えて人生というストーリー全体を俯瞰すると、それはほんの一部でしかないことがわかります。仕事や出世がすべてではないことがわかると、肩の力が抜け生活に余裕が生まれます。

ジュースにおすすめの食材は、ショウガ、グレープフルーツ、キウイ、オレンジ、ブロッコリー、キャベツ、葉野菜、ピーマン、レッドペッパーです。

⦿積極的に食べたいもの：抗酸化作用の高い食べもの（特にビタミンCの多いもの）、亜鉛（精子の活動を活発にする）を含むシーフード、豆、未精製の穀物、ヒマワリやカボチャの種

⦿できれば避けたいもの：ヨード入りの塩（精子の数を減らす）、精製した穀物、砂糖、肉や乳製品に含まれる動物性脂肪

ジュースレシピ

・ショットグラスでどうぞ

ショウガ（またはウコン）親指大、**小松菜**1／2袋、**ピーマン**1袋（5個くらい）

- 酸味が苦手な男性にも飲みやすい

ブロッコリー1／2株、**レッドペッパー**大1個、**オレンジ**1個

勃起不全

ストレス、ペニスへの血流不足（血管にコレステロールが溜まっているなど）、お酒の飲み過ぎ、喫煙、糖尿、前立腺肥大、男性ホルモンの低下などが原因とされています。食生活を見直し、健全な性機能に必要なビタミンやミネラルを摂取することが、改善に役立ちます。

女性に比べ男性のほうが食事と健康の関係に無頓着な場合が多いのは、男性は体力があり無理が効いてしまうからではないでしょうか。「おかしい」と感じた時にはかなり症状が進んでしまっているということにならないよう、ご自分の体調を感じてみる時間を、毎

日ほんの少しとるようにしましょう。

ジュースにおすすめの食材は、すべてのフルーツと野菜、血流を促進するニンニクやショウガです。またシナモン、カイエンヌ、ナツメグといったスパイスにも血行をよくする作用がありますので、ジュースにトッピングしてお召し上がりください。

◉積極的に食べたいもの：フルーツ、野菜、全粒穀物、ナッツやシード、ビタミンE

◉できれば避けたいもの：動物性タンパク質、揚げ物、ジャンクフード、砂糖、カフェイン、精製食品、アルコール

ジュースレシピ

・スパイスを効かせて
小松菜1／2束、**パセリ**5本、**ショウガ**1片（親指大）、**リンゴ**1個＋**シナモン**

・血流を増やす

白菜1／4株、**レッドペッパー**大1個、**ショウガ**1片（親指大）、**ニンジン**中2本
＋**カイエンヌ**

免疫力アップ

免疫力が高い状態を保つことは、病気予防の基本です。免疫力が落ちると感染やアレルギー、病気に抵抗する力が弱くなってしまうからです。
免疫力の改善には食生活、エクササイズ、精神面、社会生活やスピリチュアリティなど、人生におけるあらゆる側面のバランスをとり、すべてをうまく機能させることが必要です。

抗酸化作用の高いものを食べることが免疫力アップに欠かせませんが、せっかく摂った栄養素も吸収されなければ意味がありません。その意味でも、消化・吸収のよいコールドプレスジュースがおすすめです。

ジュースにおすすめの食材は、リンゴ、ベリー類、セロリ、レタス、紫キャベツ、大根

やビーツの葉です。

⦿積極的に食べたいもの：ホールフード、栄養素を豊富に含んだオーガニックのフルーツや野菜、未精製の穀物、必須脂肪酸、たっぷりの水

⦿できれば避けたいもの：抗生物質やステロイドホルモンを含む肉、動物性脂肪の摂り過ぎ、医薬品

ジュースレシピ

・抗酸化作用
紫キャベツ1／4個、**ブロッコリー**1／2株、**リンゴ**1個

・体温を上げて免疫力アップ
白菜1／4株、**ショウガ**1片（親指大）、**みかん**（皮のまま）2個

頭痛

筋肉や神経の緊張、消化器官の障害、血圧の変化、低血糖、カフェイン・アルコール・薬品からの離脱、視神経の緊張、アレルギー、天候の変化、長時間同じ姿勢でいることなど、頭痛にはさまざまな原因があります。

食品添加物（特にグルタミン酸ナトリウム）、乳製品、小麦、トウモロコシ、オレンジ、卵、ベーコンやハムの保存料として知られる硝酸や、アスパルテーム、カフェイン、チーズと赤ワインの組み合わせは、頭痛の原因となる食べものとして知られています（片頭痛はここでは対象にしていません）。

頭痛の引き金となるのは、軽いアレルギーのあるものを食べた時など、食べものである場合が意外と多いように思います。

どんなものを食べた時に頭が痛くなるのか、食事と頭痛の関係性を観察し、法則を見つけられると予防に役立ちます。

ジュースにおすすめの食材は、リンゴ、ショウガ、ブロッコリー、ビーツの葉、クレソン、ブドウ、梨、スイカの皮、アーモンドです。

◉積極的に食べたいもの：マグネシウムの豊富なフルーツや野菜（バナナ、リンゴ、アボカド、ビーツの葉、ココナッツ、ブドウ、梨、パイナップル、スイカの皮）、全粒穀物、ナッツやシード

◉できれば避けたいもの：肉や乳製品の脂質、揚げ物、カフェイン、砂糖

ジュースレシピ

・マグネシウムカクテル
ビーツの葉2株分、**ショウガ**1片（親指大）、**スイカの皮**中1／2個

・アップル&ジンジャー
ブロッコリー1／2株、**ショウガ**1片（親指大）、**リンゴ**1個

疲労感

疲労感はなんらかの症状が現れる前段階として感じられることが多く、食生活、エクササイズ、社会生活などを要因とする生活習慣の乱れによって、身体が必要とするエネルギーを十分に供給できていないことが原因です。食事からの栄養素の不足をそのままにすると、老廃物を排泄する力も弱まり、細胞が弱っていきます。弱った細胞には細菌やバクテリアが寄ってきてしまいます。

摂取した栄養素をしっかり吸収し、老廃物の排泄に必要な酵素をつくり出すエネルギーを確保するためには、睡眠と休息をしっかりとることも大切です。カフェインや砂糖は疲労感の原因となりますし、精製した小麦粉や食品添加物はエネルギーを消耗します。

ジュースにおすすめの食材は、オレンジ、ブドウ、パイナップル、ニンジン、葉野菜、クレソンです。

◉積極的に食べたいもの：フルーツや野菜、全粒穀物、ナッツやシード
◉できれば避けたいもの：肉や乳製品の脂質、揚げ物、カフェイン、砂糖、食品添加物、トランス脂肪酸、アルコール

ジュースレシピ

・代謝を促進する
小松菜1／2束、**シシトウ**7〜8個、**パイナップル**（皮のまま）小1／2個、または芯の部分1個分

・リラックス効果
水菜1／2束、**三つ葉**1袋、**オレンジ**1個

不眠

低血糖、不安や心配、カフェインなどにより自律神経のバランスが崩れていることが、不眠の原因と考えられています。生活リズムが乱れたり、気持ちがふさぎがちの時に寝つきが悪くなったり、夜中に目が覚めてしまったりします。

不眠対策には、神経を弛緩させる働きのあるビタミンB群やカルシウム、マグネシウムといった栄養素を夕食時に摂ることが有効です。

ジュースにおすすめの食材は、ビーツの葉、ブロッコリー、キャベツ、ニンジン、セロリ、チンゲンサイ、ブドウ、ケール、オレンジ、パセリです。

◉積極的に食べたいもの：未精製の穀物、葉野菜、ブロッコリーなど、ビタミンBを多く含むもの、リンゴやアボカド、ブドウ、ナッツなどマグネシウムを多く含むもの

◉できれば避けたいもの：アルコール、カフェイン、食品添加物

ジュースレシピ

・ビタミンB群とマグネシウがたっぷり
ブロッコリー1／2株、**三つ葉**1袋、**グレープフルーツ**1個
・グリーンの野菜で神経を落ち着かせる
チンゲンサイ2株、**パセリ**5本、**ブドウ**2カップ

鬱《うつ》

鬱症状は頭痛、不眠、眠気、集中力の欠如、免疫力の低下を伴う場合が多く、根本的な回復にはカウンセリングやセラピーなどの心理的アプローチも必要です。フルーツや野菜には気分をよくする作用があることが、複数の調査により明らかになっています。ですから、抗鬱剤など副作用のある薬剤の処方を受ける前に、食生活を見直しコールドプレスジュースを毎日飲むなど、栄養面からアプローチしてみるのも一案です。

食品添加物や砂糖には気分を落ち込ませる作用がありますので、できる限り摂らないようにしましょう。

過食傾向がある場合、心理的要因で思い当たる点がないかじっくり考えてみてください。そして、フルーツや野菜の栄養素をたっぷり摂る健康的な食生活を心がけてください。

◉積極的に食べたいもの：葉野菜、未精製の穀物、ビタミンB
◉できれば避けたいもの：食品添加物、砂糖、カフェイン

ジュースレシピ

- オレンジの香りで気持ちを安定させる
  小松菜1／2束、**パセリ**5本、**オレンジ**1個
- ほっとするやさしい味でビタミンBをたっぷり
  ブロッコリー1／2株、**パセリ**3本、**リンゴ**1個

便秘

ストレス、エクササイズ不足、食物繊維の不足、下剤の使いすぎによる便秘のほか、憩室炎や貧血も便秘の原因になります。

便秘は腸の筋肉が緩みすぎても緊張しすぎても起こります。緩みすぎの場合はカイエンヌやショウガを、緊張の場合はラベンダーやカモミールといったハーブティーを食生活に加えてみると効果があります。

またお子さんの場合は、乳製品が便秘の原因になる場合が多いため、牛乳を豆乳に変えるなど、大豆や米の代替品で便秘が緩和されることがあります。

食物繊維の摂取量を増やし、適度なエクササイズをして水をたっぷり飲むと症状が改善する場合が多いですから、下剤などを試す前にまずは食生活を見直してみてください。

食物繊維の摂取量を増やすため、フルーツや野菜をたっぷり食べることはもちろん、精製食品はできるだけ減らしましょう。

ジュースにおすすめの食材は、リンゴ、梨、プルーン、ルバーブ、ビーツ、葉野菜、玉ネギです。

◉積極的に食べたいもの：フルーツ、野菜、豆、ナッツ、未精製の穀物など食物繊維の多いもの、ホールフード、ショウガ、スパイス、たっぷりの水

◉できれば避けたいもの：精製食品

ジュースレシピ

- 水溶性食物繊維をたっぷり摂る

小松菜1／2束、**キャベツ**中1／4玉、**リンゴ**1個

- おすすめ食材を組み合わせて

ビーツ小1個、**豆苗**1袋、**梨**1個

過体重

一般的には、消費カロリーより摂取カロリーのほうが多い状態が続くと体重が増えると考えられていますが、代謝に必要な栄養素が不足し、代謝が滞っていることが、体重が増えてしまう主な原因です。

お話ししてきたように、代謝に必要なのはビタミンやミネラルなど、フルーツや野菜に含まれている栄養素です。カロリー計算するよりも、栄養素を豊富に含んだものを食べるように心がけることのほうが、適正体重をキープするためには大切です。

カロリーが高い割に、代謝に必要な栄養素を含まない食べものを、英語では「エンプティ《空っぽの》カロリー」と呼びますが、いわゆるジャンクフードや精製食品がその代表です。

心身ともに健康でバランスのとれた状態にあれば、ジャンクフードを食べ過ぎてしまうこともありませんが、不安感や心配事があると精神活動がそのことに集中してしまい、肉体の感覚とのつながりが薄れ、食べ過ぎていることに気づきません。

体重を減らしたい方におすすめのジュースの食材は、リンゴ、柑橘類、パイナップル、ベリー類、スイカ、ブロッコリー、セロリ、キュウリ、レタス、アーティチョーク、クレソンなど苦みのある野菜、葉野菜、カイエンヌ、ニンニク、ショウガです。

◉積極的に食べたいもの：ビタミンやミネラルを豊富に含むフルーツや野菜、たっぷりの水

◉できれば避けたいもの：精製食品、ファーストフード、ジャンクフード、肉や乳製品に含まれる動物性脂肪、植物油、でんぷん、砂糖、揚げ物、食品添加物

ジュースレシピ

・さわやかなほろ苦さ

水菜1／2袋、**セロリの茎**2〜3本分、**グレープフルーツ**1個

・むくみをとる

シシトウ7〜8個、**スイカの皮**中1／2個分、**梨**1個

第8章

デトックスライフの必需品

フルーツ・野菜洗浄剤：Eat Cleaner

コールドプレスジュースは素材の皮をむかずにそのまま搾りますから、皮についた汚れをどうやって落とすかが大きな課題です。

農薬や化学肥料、バクテリアがまったくついていないことが理想ですが、それを実現するのはとても難しいのが現状です。オーガニック野菜なら、ニンジンなど比較的手に入りやすいものもありますが、青菜やセロリ、またリンゴなどのフルーツすべてを、オーガニックや無農薬のもので揃えるのはとても難しく、経済的でもありません。

この問題の解決法として考えられるのは、信頼のおける洗浄剤を使ってしっかり洗うことです。たとえオーガニックでもバクテリアや寄生虫がついている可能性がありますし、農薬や肥料を全く使わないわけではないことはみなさんもご存知でしょう。「無農薬の野菜が手に入らないからジュースが搾れない」と考え、ジュースを飲まないのは、とてももったいないことです。

『Eat Cleaner』という商品は、私がもう何年も愛用している100％天然成分のフルーツ・野菜洗浄剤です。なぜこの商品が気に入っているかというと、フルーツや野菜を浸水させる必要がなく、洗い流せばよいからです。

水道水には発ガン性があるとされる塩素が含まれていますが、フルーツや野菜を水に浸すと塩素を吸着してしまいます（人体にも同様の作用があり、お風呂に入ると塩素を吸いとってしまいます）。つまり、浸水させるタイプの洗浄剤だと、たとえ汚れは落ちたとしても、他の酸化物質を吸着してしまうことになるのです。

Eat Cleanerは、ココナッツオイルや塩といった天然成分でできている安全な商品である上に、日米両国の研究機関が99％以上の化学物質を除去するという証明書を発行している、信頼のおける商品です。現在入手できる他のどのような洗浄剤にも、ここまでの洗浄力はありません。

鮮度保持用プラスチックバック：エンバランス

Ｅａｔ Ｃｌｅａｎｅｒで洗浄したフルーツや野菜は、できればすぐに使いたいところですが、保存するなら鮮度を落とさない工夫が必要になります。

知人に勧められて使いはじめたプラスチックの保存袋は、エンバランス加工（有用微生物、ＥＭの働きをプラスチックに付与する特殊な加工技術）を用いた素材でできています。

「ＥＭ栽培」と表示された野菜をスーパーで見かけることがありますが、琉球大学農学部の比嘉照夫教授が開発したＥＭ（多目的微生物資材）は、環境保全に役立つさまざまな用途に利用されています。

比嘉教授によると、ＥＭの本質はシントロピー、つまり蘇生現象を強化し、持続させることだといいます。人間の身体も自然環境も、バランスのとれた状態ではネゲントロピー（人体では老化を防ぐ力、自然環境においては構造体がばらばらになってしまわないようにする力）が働いていますが、バランスを失うと人体は老化し死に向かい、自然界では災害が起こりやすくなります。ＥＭのシントロピーがフルーツや野菜に働くと、鮮度を保つことができるというわけです。

Ｅａｔ Ｃｌｅａｎｅｒで洗い、乾かしたフルーツや野菜をエンバランスの保存袋に入れ、空気を抜いてフタをします。鮮度を保つ効果が高いとはいえ、１週間以内に使い切るようにしましょう。

低速ジューサー：グリーンパワー

コールドプレスジュースというとお店で買って飲むものというイメージがあるかもしれませんが、スムージーを自宅で気軽に飲むように、コールドプレスジュースも自宅で搾り、毎日当たり前のように飲めると良いですよね。

そのために必要になるのが、低速ジューサーです。ジューサーには何十万円もするものから2万円程度で買えるものまでありますが、当然のことながら価格によって機能も性能も異なり、できあがったジュースの味はもちろん、栄養価にも差が出ます。

私は『グリーンパワー』というジューサーを使っていますが、購入にあたり次の点を考慮しました。

・横型であること

ジューサーには縦型と横型があり、縦型のものはフルーツなど柔らかいもの、横型のものは繊維の固い野菜を搾るのに適しています。

以前、縦型のジューサーを使っていたのですが、野菜を搾ろうとして無理な使い方をしたらしく、すぐに壊してしまいました。

・低速のもの

ギアが高速で回転すると熱が発生し、低温圧搾（コールドプレス）ではなくなってしまいます。回転が遅ければ遅いほどよいというわけではありませんが、低速ジューサーを選ばないとコールドプレスになりません。

・ギアがステンレス製、かつツインギアのもの

フルーツや野菜が直接触れるギアは、ジューサーの要《かなめ》です。安価なジューサーのギアはプラスチック製のことが多く、高価なものになるとステンレス製のギアがついています。プラスチックとステンレスの違いは硬度です。繊維の固い野菜をしっかり搾るには、硬度の高いステンレスでできたギアであることが必須です。

さらに、2本のステンレス製ギアをこすり合わせるようにしてジュースを搾ると、よりたくさんの水分を搾り出すことができます。水分が多いということは、栄養素もたくさん含まれるということになり、天然の保存料の役割をする酵素や抗酸化成分をよりたくさん搾り出してくれますから、その分長くフレッシュな状態を保つことができます。

7～8万円とそれなりの投資ではありますが、いつでも好きな時に自宅でコールドプレスジュースが搾れる幸せを考えると、十分その価値はあると思っています。グリーンパワージューサーと同価格帯の『グリーンスタージューサー』は、機能も同等です。

ミキサー：テスコム真空ミキサー

ローフードやロースイーツをふだんからつくり慣れている方は、強力な粉砕パワーをもつ『バイタミックス』をお持ちかもしれませんが、料理が得意ではなく、ミキサーの使い道は主にスムージーという私は、これまであまりバイタミックスの必要性を感じませんでした。さらに、栄養素の中には非常に酸化しやすく、空気に触れさせただけで壊れてしまう繊細なものもありますから、パワーが強ければよいというわけではないのです。そのため、スムージーをつくる時は、テスコムの『真空ミキサー』を利用しています。

真空ミキサーの特徴は、名前のとおりミキサーのボトルから空気を抜き、真空になった状態で素材をミキシングしてくれることです。当然、栄養素が酸化しにくくなります。フルーツや野菜の栄養素は繊維の中に包まれていますから、繊維の中から栄養素をとり出すにはよく噛んだり、ミキサーでつぶしたり、搾ったりしなければなりません。しかし、加える力が強すぎれば繊細な栄養素が損なわれてしまいます。

真空状態をつくり酸化によるダメージを抑えてくれる真空ミキサーは、素材の栄養素を損なうことなくスムージーを楽しみたい場合に最適です。

スープメーカー：スープリーズ

自宅でジュースを作るようになると、搾った後に出るジュースパルプ（繊維質）をどうにかして有効活用できないかと考えるようになります。私の定番は、パルプスープです。ニンジンや白菜のパルプをエンバランスの保存袋に入れて冷凍しておき、スープをつくりたい時は解凍して玉ネギなど他の材料や水と一緒に『スープリーズ』に入れ、スイッチを押せばスープができあがります。

スープメーカーは、加熱・粉砕・攪拌《かくはん》を自動で行ってくれます。30分ほどでなめらかなポタージュスープができるほか、玄米や蕎麦のおかゆもつくれるのでとても便利です。

保存・持ち運び用保冷容器

コールドプレスジュースは傷みやすく、熱や光、空気に触れただけで酸化が進んでしまいます。そのため搾ってすぐに飲むのが理想ですが、凍ってしまわないぎりぎりの温度、つまり2℃前後に保てば、2~3日保存することができます（冷蔵庫のチルド室の温度が0~2℃程度といわれています）。

保存容器は光が透過しにくい黒っぽい色のものを使い、容器の容量いっぱいまでジュースを入れ、空気と接することによる酸化を防ぎます。容器を開けてグラスに注ぎ、また冷蔵庫に戻すことを繰り返すと、空気や光、熱に触れ酸化が進んでしまいます。いったん酸化がはじまると、冷やしてスピードを遅らせることはできても、酸化そのものを止めることはできません。

持ち運びには、保冷効果の高い真空ボトルが便利です。あらかじめ冷やしておいたボトルに冷たいジュースを入れれば、温度をキープする効果が高まります。サーモスやタイガー魔法瓶の製品は、特に保冷効果が高いといわれていますので、購入の際は参考にしてみてください。冷蔵庫で保存する場合もサーモカップを使うと、ジュースの鮮度をもっとも効率的に保つことができます。

また、容器の内側に汚れをつきにくくするためにフッ素コーティングをしたものがあるため、確認が必要です。

デトックスクレイ：クレイド

『クレイド』は、アメリカ西海岸の砂漠の地下から採取したクレイ（泥）の入浴剤です。粒子が非常に細かいだけでなく浸透圧作用もあるクレイドは、毛穴の奥から老廃物や重金属を吸着し排出してくれるため、デトックス効果に優れています。マイナスに帯電しているクレイドは、プラスに帯電した老廃物を吸着する作用があるのです。

皮膚にある毛穴は、便と尿に続く老廃物の排泄口であり、汗をかくとデトックスが促進されますが、吸着のよいクレイを使うことも排泄方法の一つです。

ファスティングやジュースクレンズ中は身体がデトックスモードに入っていますから、

クレイドを入れたぬるめのお湯にゆっくり浸かると、重金属などの排泄が進みます。クレイドを使い始めた頃は、お湯を抜いた後、バスタブに残ったクレイが黒っぽい色をしていますが、回を重ねるごとに色が薄くなっていきます。つまり、毛穴がきれいになっていく様子を、目で見て確認できます。

良質のクレイには入浴剤としてだけでなく、水に溶かして飲み、腸の老廃物を吸着し排泄を促す利用法もあります。

万能デトックスパウダー：コズミックヘンプの麻炭パウダー

日本では古くから神聖な植物であった麻は、繊維として、食品として、住居の材料や燃料として、また紙や医薬品など、非常にたくさんの使い道があります。生活に必要な製品のほとんどを、麻からつくり出すことができるそうです。実現はしませんでしたが、福島の原発事故によって汚染された土地を再生するため、大麻の浄化作用を利用しようというアイデアもあったほどです。

海外では医療目的の大麻利用が徐々に広がっていますから、いずれは日本でも解禁される日がやってくるのではないでしょうか。

循環型社会を実現するための切り札とも考えられている麻製品は、環境にも人にもやさしいため、積極的に利用したいですが、特におすすめなのが、麻の茎を炭にした『麻炭パウダー』です。

麻炭は備長炭の4倍も多孔質性があるため、化学物質や添加物の吸着効果が高く、食べたり飲んだりすることによるデトックス効果を期待できるとして、女優やモデルのファンがとても多いそうです。コズミックヘンプの麻炭パウダーはＥＭの作用を利用しており、身体に必要な栄養素は吸着しない工夫がされています。

利用法は多岐に渡りますが、起床後に飲む水に小さじ一杯ほどを混ぜて飲み、腸のお掃除を習慣にするのがおすすめです。

コールドプレスジュース店

凡ジュース（新宿富久町、青山ファーマーズマーケット）

２０１５年12月、移動販売からビジネスを開始した凡ジュースは、国産、無農薬、無化学肥料、無除草剤の厳選素材を、和のジュースに仕上げています。季節限定の甘酒や、ジュースパルプの焼き菓子もおいしくておすすめです。

渋谷から新宿富久町に移転した凡ジュースは現在、経験豊富なパーソナルトレーナーによるアドバイスとジュースクレンズをパッケージにしたプログラムを提供しています。また南伊豆では、ヨガとクレンズを組み合わせたリトリートも定期的に開催。今後もその個性的な活動から目が離せません。

ＥＪジュース（麹町〈移転予定〉、日本橋）

「コールドプレスジュース店を開きたい」ではなく、「品質に問題はないのに捨てられてしまう野菜をどうにかして有効活用したい」という思いが先にあり、フルーツや野菜を大量に使用するコールドプレスジュースの開業を決めたというＥＪジュース。

その動機からもわかるように、ベジタリアンやヴィーガンにこだわることなく、ラーメン屋さんとのコラボによる鶏ガラを使ったスープを提案するなど、他のコールドプレスジュース店とはひと味違う個性的なメニューが楽しめます。

ELLE café（六本木ヒルズ、表参道、銀座）

ELLE café 六本木ヒルズ店にて、コールドプレスジュースの取り扱いを開始したのは2014年9月。2016年11月にオープンした表参道の旗艦店にはカフェとレストランがあり、ヘルシーなお食事と一緒にコールドプレスジュースをいただくことができます。

ELLE café のコールドプレスジュースは、医師の監修の元に開発されているという本格的なもの。医学と栄養学の観点から、より身体と心に効果的、かつおいしく楽しく続けられるジュースを提供しています。

おすすめの「ELLE café ジュースクレンズプログラム」は、初めての方でも飲みやすいよう、おいしさと楽しさを重視したレシピが特徴です。青汁のようなジュースはちょっと……という方はぜひお試しを。

Sky High Juice Bar（渋谷、伊勢丹新宿、羽田空港、広尾）

青山学院の脇の細い道沿いにSky Highがオープンしたのは2012年のこと。当時はほかにジュース屋さんがありませんでしたから、ウキウキしながら細い道を歩き、お店まで向かったものです。

その後続々と店舗を展開したＳｋｙ　Ｈｉｇｈは、日本における業界のリーダーとして常に新しい情報を発信しています。「ジュースクレンズ」という言葉を日本のマーケットに最初に紹介したのもＳｋｙ　Ｈｉｇｈでした。

私のお気に入りは、渋谷店でいただける野菜たっぷりのローサンドイッチと、伊勢丹新宿店での平日限定のスムージーボウル。ほかにも、全部で40種類以上のコールドプレスジュースとスムージー、グルテンフリーやヴィーガンのスイーツなど、身体が求めるものを真剣に追求し、提供してくれる姿勢はオープン当初から変わりません。

True Berry（広尾、中目黒、表参道）

国産の無農薬、無化学肥料のフルーツ・野菜だけを使用し、さらに添加物不使用、ヴィーガンにこだわった商品ばかりを提供している、大好きなＴｒｕｅ　Ｂｅｒｒｙ。コールドプレスジュースはグリーンの野菜の使用比率から選ぶことができますし、スムージーは常時30種類以上も用意。さらにローやヴィーガンのスイーツも豊富と、毎回どれにしようか迷ってしまいます。
Ｔｒｕｅ　ＢｅｒｒｙがＢお気に入りの理由は、プレクレンズやアフタークレンズのメニューもここ一軒で揃うから。サラダやパルプスープ、酵素玄米までメニューが豊富ですから、ジューサーを購入する前に、自宅で本格的なジュースクレンズにチャレンジしてみたいという方は、ぜひご利用ください。

第9章 Q&A ～デトックスを始める前に知っておきたいこと～

Q デトックス中は、タンパク質は必要はない？

A タンパク質にはデトックスを妨げる作用がありますから、ファスティングやジュースクレンズ中に必要な栄養素ではありません。

タンパク質は必須栄養素であり、細胞や組織を構成したり再生するために不可欠な栄養素です。このようなタンパク質の働きは、家を建てる際の建築資材に例えることができますが、デトックスはその反対の作用を期待するものです。

またタンパク質は肉や魚、卵や乳製品だけでなくすべての動植物に含まれており、フルーツや野菜からもタンパク質を摂取することができます。ウイートグラスやスピルリナといったスーパーフードは、タンパク質を豊富に含んでいますし、アーモンドミルクからもたくさんのタンパク質を摂取することができます。

Q 繊維をとり除くコールドプレスジュースは、ホールフードではないのでは？

A 美や健康に対する意識の高いみなさんはきっと、未精製のホールフードを食べるメリットについて聞いたことがあるはずです。そして、ホールフードであるフルーツや野菜をそのまま食べず、なぜわざわざ繊維質をとり除いてジュースにするのか疑問に思うでしょう。

私もホールフードの考え方には全面的に賛成です。お米は玄米、お蕎麦なら十割蕎麦を選びますし、フルーツもできるだけ皮のままジュースやスムージーにするようにしています。精製の過程で捨てられてしまう部分や、フルーツなら皮の色素にたくさんの栄養素が含まれているからです。

コールドプレスジュースを搾る際は、みかんやパイナップルも皮をむかずに丸ごと、ブドウなら皮はもちろん種も枝も一緒に搾ります。こうすると、ふだんは捨ててしまう部分の栄養素も摂取することができます。

また繊維質には水溶性と非水溶性の2種類があり、コールドプレスジュースでとり除くのは主に非水溶性の繊維質で、水溶性の繊維は水分に溶けているためジュースにも含まれています。またニンジンや野菜のジュースパルプは、別途スープなどの料理に活用します。

ジュースクレンズというデトックス法では、消化器官に休息を与えます。ふだんの生活の中でコールドプレスジュースを飲むなら、サプリメントのようにプラスアルファの栄養素として、ジュースクレンズ中は食事としてジュースをとらえてみてください。

Q デトックスに特におすすめのフルーツは?

A 私たちが口にする植物の中でも、フルーツは特に高いクレンジング効果があります。水分と繊維を多く含み、腸の汚れを洗い流してくれることはもちろん、血液の浄化にも役立ちます。

代表的なものを挙げますので、参考にしてください。

柑橘類（特にレモン、ライム、グレープフルーツ、パイナップル）:不純物を溶解するパイナップル：肝臓や胆嚢《たんのう》を浄化（ブロメラインという酵素には塩酸〈消化液〉の分泌を促す作用があり、タンパク質の消化を助けてくれる）
ブドウ（特にコンコルド種）：体内の浄化
リンゴ：腸内の掃除（腸内でほうきのような働きをし、マリック酸とガラクトロニック酸が腸の中から不純物を取り除くのを助けてくれる。また水溶性繊維のペクチンは胃や腸の中にあるタンパク質の腐敗を防ぐ。カサがあるため腸のヒダの奥にまで届き、詰まった食べものをやさしく押し流してくれる）
クランベリー：利尿作用（苦味の成分は腎臓を癒す）
スイカ（固い皮もジュースにするとさらに効果的）：利尿作用
プルーン：腸の働きをよくする

Q ジュースの搾汁率とは何のこと？

A ほぼすべてのフルーツはたくさんの水分を含み、ジュースもたくさん搾ることができるのですが、中には例外もあります。例えば、バナナをつぶしたりジューサーにかけても水分はほとんどとれません。他のフルーツと比べ、特に水分が少ないわけではないのですが、繊維質と液体が分離しにくいという特徴があるのです。パパイヤ、イチゴ、メロン、桃、プラム、プルーン、アプリコット、アボカドは、搾汁率の低いフルーツです。そのまま食べるか、スムージーにするのがおすすめです。

反対に、搾汁率が高いのはスイカの皮やキュウリ、リンゴ、柑橘類などです。水分がたくさん出ますから、ジュースの食材としてもおすすめです。

お店で買うコールドプレスジュースの味が薄いと感じる場合、搾汁率の高い食材の割合が多いのかもしれません。

Q ジュースはどれくらい飲めばいいの?

A 1回に飲むジュースの適量は200〜300㎖程度です。食事としてジュースだけを飲むなら、もう少し多めでも構いません。その場合も、血糖値のコントロール機能に問題のある方は、フルーツの成分が少なく、グリーンの多いジュースにしてください。

Q 低糖質ダイエットで痩せた人がたくさんいるのに、フルーツをたくさん食べる高糖質ダイエットは太らない？

A 低糖質（高タンパク高脂肪）の食事法は、開始当初に急激に体重を落とす効果があることから「痩せる」と認識されているようですが、人間の本来の食性を考えると、長期間続けることにはリスクが伴います。

オックスフォード大学などたくさんの研究機関が、高タンパク高脂肪の食事法は腎臓や肝臓、心臓に負担がかかり、長期的にはガンや心臓病、脳卒中、糖尿病のリスクを高めると発表しています。また便秘や体臭・口臭、頭痛や疲労感といった副作用も明らかになっています。

「フルーツは太る」と考える人は、食後に食べるものとしてフルーツをとらえているように思います。そのような食べ方をするなら、ケーキなどのデザートと同様「余分なもの、食べる必要のないもの、できれば食べないほうがよいもの」といったイメージを持つのも無理はありません。またフルーツの特性を活かした上手な食べ方を研究し、実践した上でそのように結論付けたのかどうかは定かではありません。

私自身、フルーツをたくさん食べる食事に切り替えたことで、3か月のうちに体重は50kgから45kgに、体脂肪率は25%から15%に減りました。

『*The 80/10/10 Diet*』のダグラス・グラハム博士は、若い頃体操の選手で、60歳を越える現在も筋肉質なすばらしい肉体を誇っていることもあり、グラハム博士の食事法を実践する人の中にはアスリートやボディビルダーもたくさんいるそうです。当時40歳を過ぎていて、運動が苦手な私の体脂肪率が15%にまで減少したのですから、もっと若く、日頃からトレーニングを欠かさない活動的な人の体脂肪率が1ケタ台になっても全く不思議はありません。

水分とカサのある繊維質をいちばん先に食べることで満腹感を感じやすくし、同時に血糖値の上昇を抑えるのはダイエットの鉄則です。「食べる順ダイエット」などのダイエット法では野菜をいちばん先に食べることが鉄則ですが、野菜より消化がよく、甘味があるために満足感を得やすいフルーツは、野菜より先に食べるべき食品です。果糖という代謝の早い糖質が多い分フルーツは消化がよく、胃が空《から》の時に食べることで、消化・吸収がスムーズに進みます。

Q フルーツは高ＧＩ食品で、血糖値を上げる作用があるのでは？

A まずお話ししたいのは、ＧＩ値は完璧な指標ではないということです。ＧＩ値とは、ブドウ糖50ｇを摂取し始めてから2時間の間に血糖値が上昇し、下降するまでの様子をグラフにした時の三角形の面積を基準にしています。そのため、たとえば血糖値が急激に上昇し、急激に下降するような食品でも、なだらかに上昇し、なだらかに下降する食品でも、三角形の面積が同じであればＧＩ値は同じです。チョコレートなど脂質の多い食品は、消化に時間がかかるため、2時間以内に血糖値のピークに到達せず「低ＧＩ」と判定されています。

また、さまざまな食品をブドウ糖と同じ50ｇ摂取した場合で比較していますから、炊いたお米など一般的に50ｇより多く食べる食品では、実際の血糖値の上下を正しく反映していないことになります。

また血糖値の上下は同じ人でも体調によって異なります。

このように、ＧＩ値は正確な指標とはいえない部分もあることをご理解いただいた上でご紹介すると、精白米のＧＩ値は84、フランスパン93、ホウレンソウ15、キャベツ26、みかん

33、リンゴ36となっています（いずれもシドニー大学GI値データベースより）。

フルーツのGI値が低いのは、水溶性繊維が水分を吸収し、ゲル化することによって、腸壁からの吸収をゆっくりにすることや、フルーツの主な糖分である果糖は通常エネルギーとして肝臓に貯えられ、血中に入っていく割合が低いからだと考えられます。

またフルーツには、血糖を下げるビタミンやミネラル、フラボノイドが含まれています。ビタミンCにはインスリンに似た働きがあり、血糖値を下げる作用があります。

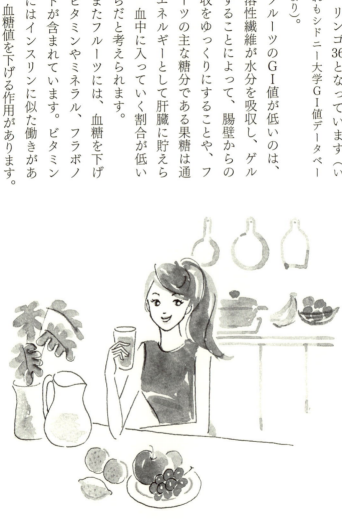

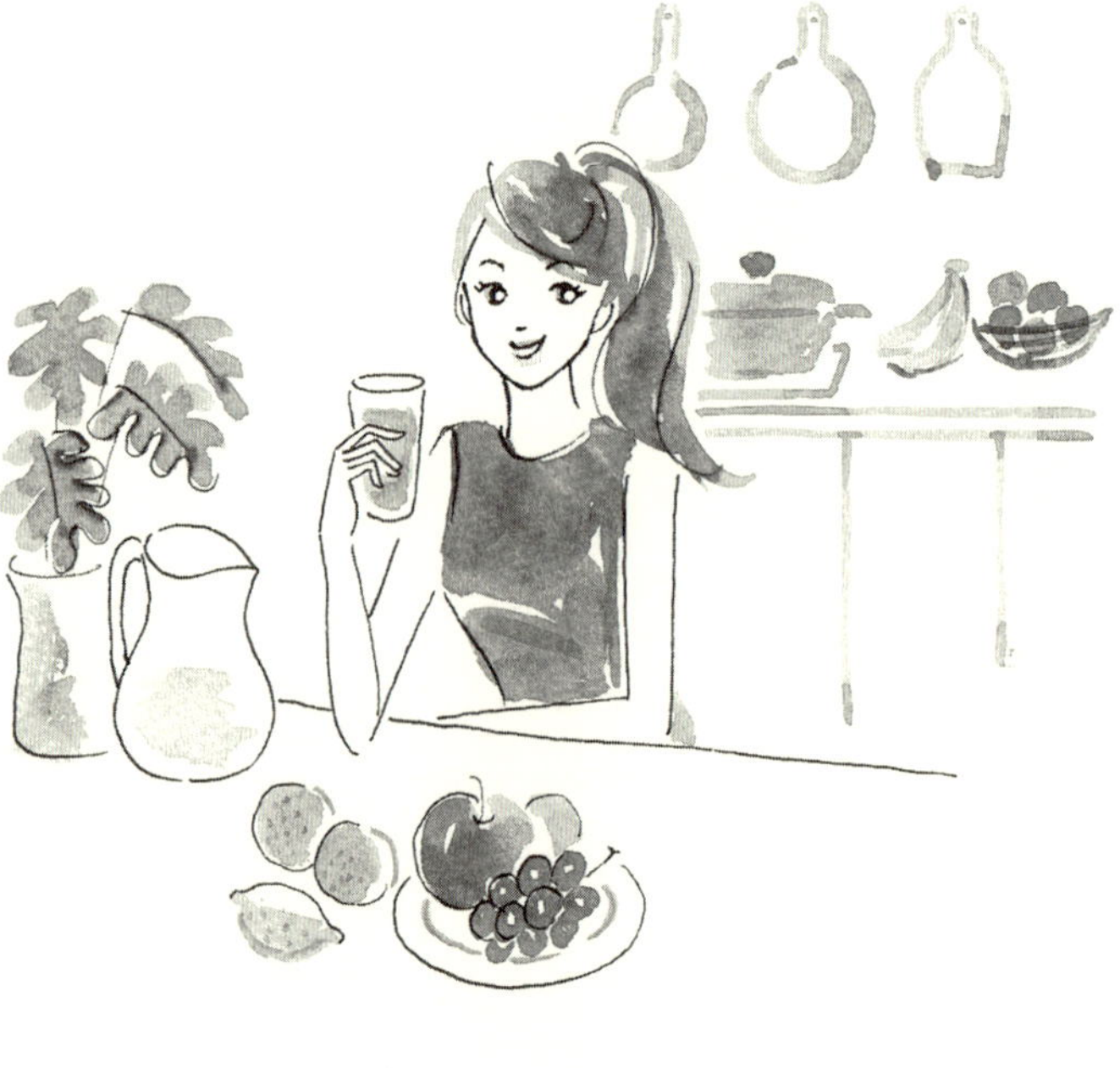

掲載ウェブサイト・店舗情報

※掲載している店舗情報や販売サイトは、本書発刊時の情報です。
※掲載店舗の営業時間や休業日は、各サイトにてご確認ください。

「Eat Cleaner」iHerb
http://jp.iherb.com/c/eat-cleaner/

「エンバランス」オフィシャルサイト
http://www.embalance.jp/

「グリーンパワー」びんちょうたんコム
http://www.binchoutan.com/greenpower/

「真空ミキサー」テスコム オフィシャルサイト
http://www.tescom-japan.co.jp/products/kitchen/shinku/

「スープリーズ」ゼンケン
http://www.zenken-net.co.jp/products/souplease/

「クレイド」クレイドジャパン オフィシャルサイト
https://www.claydjapan.com/

「麻炭パウダー」ヘンプショップの弥栄の通販　アサノハ
http://www.ooasa.jp/wear/

コールドプレスジュース店

「凡ジュース」
http://coldpress.jp/
新宿店　東京都新宿区富久町 35-4 MITSUHARA APT.1F South
tel：03-6380-6808
青山ファーマーズマーケット店　東京都渋谷区神宮前 5-53-70

「EJ ジュース」

http://e--j.jp/

麹町本店（移転予定）　東京都千代田区麹町 3-5-5 サンデンビル 1F
tel：03-6265-6788

日本橋店　東京都中央区日本橋本店 3-3-3
tel：050-5242-8417

渋谷店（予約販売のみ）　東京都渋谷区渋谷 2-10-2 Aphrodite 渋谷本店内
tel：03-6805-0931

「ELLE café」

https://ellecafe.jp/

AOYAMA CAFE RESTAURANT
東京都渋谷区神宮前 5-51-8 1F・2F
tel：03-6451-1996

ELLE café GINZA SIX　東京都中央区銀座 6-10-1　ギンザシックス B1F
tel：03-6274-6214

ELLE café Roppongi Hills　東京都港区六本木 6-10-1　六本木ヒルズ森タワー ヒルサイド 2F
tel：03-3408-1188

「Sky High Juice Bar」

http://skyhigh-tokyo.jp/

青山店　東京都渋谷区渋谷 2-3-4　青山 TN ビル
tel：03-6427-2717

広尾店　東京都港区南麻布 5-15-22
HIROO BOX PARK ビルディング１F
tel：03-5422-8788

羽田空港店　羽田空港国内線 第１旅客ターミナル２F
出発ゲートラウンジ 南ウィング（10 番搭乗口付近）
tel：070-5460-8780

伊勢丹新宿店　東京都新宿区新宿 3-14-1　伊勢丹新宿本館２F
tel；03-5357-7995

名古屋店　　愛知県名古屋市中村区名駅 3-28-12
大名古屋ビルヂング　ISETAN HAUS 2F
tel：052-433-2327

「True Berry」
http://trueberry.jp/
広尾店　東京都渋谷区広尾 5-4-18
tel：03-6450-3952
中目黒店　東京都目黒区中目黒 3-13-15
tel：03-6712-2257
表参道店　東京都港区北青山 3-10-25
tel：03-6427-7088

《 参考文献 》

『Juice Fasting and Detoxification』Steve Meyerowitz 著／ Book Pub Co;
『The 80/10/10 Diet』 Dr. Douglas N. Graham 著／ FoodnSport Press
『Dr.Jensen's Juicing Therapy』 Dr. Bernard Jensen 著／ McGraw-Hill Education
『Fresh Vegetable and Fruit Juices』 Dr. N.W. Walker D.Sc. 著／ Norwalk Press

あとがき

つい先日のことです。唯識《ゆいしき》（注　外に見える世界は個人の内面の現れに過ぎず、すべては主観とするインド哲学や仏教における考え方）の研究をしておいでの、大学教授のお話を聴く機会がありました。

瞑想をテーマとしたこのレクチャーは、インド哲学と仏教とを比較するかたちで進んでいきましたが、どちらにおいても、瞑想の効果を高めるための準備として、「肉体の浄化」を挙げている点にとても共感しました。

というのも、私がこの本を書いたのは、身体がきれいになると本来の自分とつながることが容易になり、生きやすくなることを、みなさんに知っていただきたかったからです。

小さな頃から風変わりな世界観を持ち、不思議な体験もよくしてきた私は、元々そういう体質なのかもしれません。しかし、フルーツをメインにした少食を心がけるようになってからは、さまざまな感覚がいっそう敏感になり、日常的に多次元を行き来しているように思います。またこのレクチャーを聴いて、瞑想こそしないものの、変性意識に入るスイッチのようなものをいくつか持っていることに気づかされました。

この本の中でお伝えしたデトックス法は、インド哲学や伝統的な仏教による身体の浄化法とは違うかもしれません。しかし、現代人の身体の状態や、今の世の中の気分に合った方法だと思っています。

肉体がきれいになると、すべての生命に共通して流れる根源的なエネルギーの循環がよくなります。すると、持ち前の資質や個性といったものを発揮しやすくなります。自らの能力を自然に表現できることは、本人にとってはもちろん、周りの人や社会全体にとっても大変有益です。

このようにして、私たち全員がそれぞれの個性を活かしきったとき、地球には完璧な調和が訪れるのではないかと思うのです。それが私の心の中にあるエデンの園、理想の世界です。

人間は地球という閉ざされた環境の中に生きています。人間と地球環境は別々のものではなく、一つの生態系です。人間のすることはさまざまな意味で地球に影響を与えており、中でも「食」が環境に与える影響は非常に大きいのです。

ふだんはあまり考えることのないこの事実を思うと、健康になるために必要なのは、サプリで栄養素をプラスすることや、穀物の代わりに肉と脂肪をたっぷり摂ることではなく、食べる量を控えること、節制することだということに気づかされるのではないでしょうか。

人間と地球は一つなのですから、人間の身体だけでなく、心だけでなく、存在全体が健康になったとき、地球もまた健康になるのです。

私の原稿を本にすると決めてくださったナチュラルスピリットの今井社長、編集に手を貸してくださった澤田さま、どんな時も変わらず応援してくれる家族や友人、そしてインスピレーションを与えてくれるすべての存在に心から感謝しています。ありがとう。

10月吉日

金木犀の香りと、空気中を行きかうプラーナを感じながら

福田カレン

著者プロフィール

福田カレン　Karen Fukuda

フルーツオブエデン主宰。デトックスセラピスト、エネルギー栄養学研究者、クォンタムヘルスリサーチャー。

30代後半で体調を崩したことをきっかけにアメリカ・イギリスの教育機関でオルタナティブ栄養学の資格を取得。以来、フルーツを主食にする少食を実践。

ファスティングやジュースクレンズによるデトックスが進むにつれ、心の揺れがおさまり、目に見えない世界への敏感さが増す。現在はその感性を活かし企業や個人のコンサルティングを行っている。

ホームページ　www.fruit-of-eden.com

デトックスの極意

2018年1月17日　初版発行

著者／福田カレン

イラスト／ヤマサキシノブ

装幀／福田和雄（FUKUDA DESIGN）

DTP／山中 央

編集／澤田美希

発行者／今井博央希

発行所／株式会社ライトワーカー
TEL 03-6427-6268　FAX 03-6450-5978
E-mail　info@lightworker.co.jp
ホームページ http://www.lightworker.co.jp/

発売所／株式会社ナチュラルスピリット
〒107-0062 東京都港区南青山 5-1-10
南青山第一マンションズ602
TEL 03-6450-5938　FAX 03-6450-5978

印刷所／創栄図書印刷株式会社

ISBN978-4-909298-02-7　C0095
落丁・乱丁の場合はお取り替えいたします。
定価はカバーに表示してあります。

MEMO

MEMO

MEMO

MEMO